U0198714

腹腔镜下胃肠手术入门

The Basis of Laparoscopic Gastrointestinal Cancer Surgery

■主审 （日）北野　正刚

■主编 （日）白石　宪男

　　　（日）猪股　雅史

■主译　吴永友　王贵英

北方联合出版传媒（集团）股份有限公司

辽宁科学技术出版社

·沈　阳·

图书在版编目（CIP）数据

腹腔镜下胃肠手术入门 /（日）白石宪男，（日）猪
股雅史主编；吴永友，王贵英主译 . —沈阳：辽宁科学
技术出版社，2023.9
ISBN 978-7-5591-3035-8

Ⅰ. ①腹⋯　Ⅱ. ①白⋯　②猪⋯　③吴⋯　④王⋯
Ⅲ. ①腹腔镜检—胃肠病—外科手术　Ⅳ. ①R656　②R657.1

中国国家版本馆CIP数据核字（2023）第090109号

出版发行：辽宁科学技术出版社
　　　　　（地址：沈阳市和平区十一纬路25号　邮编：110003）
印　刷　者：辽宁新华印务有限公司
经　销　者：各地新华书店
幅面尺寸：210 mm × 285 mm
印　　张：16.25
插　　页：4
字　　数：400 千字
出版时间：2023年9月第1版
印刷时间：2023年9月第1次印刷
责任编辑：凌　敏
封面设计：刘　彬
版式设计：袁　舒
责任校对：闻　洋

书　　号：ISBN 978-7-5591-3035-8
定　　价：248.00元

投稿热线：024-23284363
邮购热线：024-23284502
邮　　箱：lingmin19@163.com
http://www.lnkj.com.cn

主审寄语

在 1990 年第一次进行腹腔镜下胆囊切除术时，我就感觉到外科领域新时代的黎明已经到来。以前可谓是"大切口，牛医生"的时代，外科医生很少在乎腹壁切口的长度与术后疼痛。然而，目睹腹腔镜下胆囊切除术后的恢复过程，"微创手术"后患者恢复快、疼痛轻的优点让人惊喜。我心想腹腔镜手术是否也可惠及早期癌症患者？为此，在 1991 年，我开发了腹腔镜辅助下远端胃切除术（LADG）。

一眨眼 20 年过去了。社会的需求、外科医生的钻研，加上手术器械的开发，腹腔镜手术得到迅速普及。引领日本腹腔镜手术安全普及的学术团体，无疑是日本内镜外科学会（JSES）。此外，作为 JSES 的关联研究会，腹腔镜下胃切除术研究会与腹腔镜下大肠切除术研究会也功不可没。

本书作者大分大学医学部地域医疗中心（外科）的白石宪男教授和该大学消化器外科猪股雅史副教授，一开始就加入了这些研究会，参与了胃癌与大肠癌腹腔镜手术的定型化研究。作为日常诊疗的一环，教研室也热心指导年轻外科医生进行腹腔镜手术。两位主编为帮助有志的腹腔镜外科医生而编写了本书，相信会充分回应年轻外科医生的求知欲望，期待该书能助力年轻外科医生的成长。

为实施以患者为中心的"微创手术"，不仅要关注腹壁切口长度，腹腔内操作更应"保护组织"。在对学员的日常指导中，强调掌握腹腔镜放大视野下基于"保护组织"理念的基本操作的重要性。因为重视基本功，基于解剖学与组织学的手术技术，是践行"保护组织"的要点。若读者能通过本书对入门知识稍有感悟，我将荣幸之至。

最后，衷心感谢出版该书的 Medical View 出版社编辑部的宫泽进先生。

北野　正刚

序

自腹腔镜手术开始用于消化道癌以来，时间已过去了约20年。在此期间，以日本内镜外科学会（JSES）为中心，人们对新术式的开发、标准化及评价等做了大量的工作。其中，引人注目的是日本独创的内镜外科技术认定制度。

腹腔镜手术是通过观察二维显示器进行手术，钳子操作基本上是以穿刺器为支点的杠杆运动，缺乏触觉，与开腹手术相比，操作难度大，讨论学习曲线等问题也是理所当然的。因此，JSES的技术认定制度，是为了培养普及安全内镜外科手术的指导者而设立的。

安全手术操作的基本要求是，熟知临床解剖，根据组织与手术器械的特点进行保护性操作。但很遗憾，从技术认定制度考试的低通过率来看，忽视这些基本操作的外科医生可能不在少数。

一直以来，在外科教育中，手术技术的掌握是通过"看手术，做手术，指导手术"来实现的。腹腔镜手术是手术团队通过显示器观看同一画面进行操作，同时也具备了手术技术的教育效果。在此过程中，内镜外科初学者容易陷入的误区是：①一味关注手术流程，未掌握内镜外科特征性的基本手术技术；②误操作不断；③不能根据解剖、组织及手术器械的特点进行手术操作。

本书旨在指导有志的内镜外科医生更有效地掌握对消化道癌安全进行腹腔镜手术的基本手术技术。因此，各个章节将"要点"分为3个"入门"加以概括。这些要点是在教研室持续指导众多初学者时有所感悟而总结出来的，但个别内容也可能源自笔者的武断。即使机构不同，基本的手术技术是相同的，重复学习很有必要。若本书能承蒙众多内镜外科医生翻阅，并对他们掌握安全的手术技术有所帮助，则是笔者莫大的荣幸。

最后，对在本书出版过程中给予指导的大分大学校长北野正刚先生以及出色完成初稿的Medical View出版社编辑部的宫泽进、大分大学消化器外科秘书古田さやた、佐藤未希、宇津宫精子等相关人士表示衷心的感谢。

白石　宪男

猪股　雅史

执笔者一览

主　审

北野　正刚
大分大学長

主　编

白石　憲男
大分大学医学部地域医療学センター（外科分野）教授

猪股　雅史
大分大学医学部第一外科准教授

译者名单

主 译

吴永友　王贵英

主 审

张忠涛　徐泽宽　邢春根

译 者

吴永友

苏州大学附属第二医院

王贵英

河北医科大学第二医院

王利明

中科院肿瘤医疗深圳医院

程　明

苏州大学附属第二医院

严上程

苏州大学附属第二医院

黄懿恺

上海电力医院

目 录

第二篇　实践篇

第 1 部分　腹腔镜下远端胃切除术
白石　惠男

第8章 直肠的离断与吻合

第9章 科学进行器械吻合

illustration：トキア企画株式会社　野村憲司，今牧良治

第一篇 基础篇

第1章　目标：通过技术认定

技术认定考试合格的通行证

掌握内镜手术指导者需具备的安全地进行手术的技巧。

✔ 要点

（1）掌握基本的手术技术（牢记组织保护的手术技术）。

（2）根据局部解剖与组织特点进行手术。

（3）根据手术器械的特点进行手术。

手术技术入门

在外科医生看来，"手术是最直接的治疗"，但手术也会导致肌体损伤及肌体反应。记得还在研究生阶段时，笔者在一本外文手术书的序言中读到，手术操作的关键在于：**1止血**；**2控制感染**；**3对组织的保护**。腹腔镜手术被认为是微创手术，而微创手术的开展，有赖于腹腔镜外科医生。

腹腔镜外科的技术认定考试，就是将是否具有与腹腔镜指导医生相称的手术技术作为评价的对象。安全地进行微创手术的诀窍在于以下3点：**1掌握基本的手术技术**；**2根据局部解剖与组织特点进行手术**；**3根据手术器械的特点进行手术**。

安全地进行微创手术的诀窍

「A」　掌握基本的手术技术。

「B」　根据局部解剖与组织特点进行手术。

「C」　根据手术器械的特点进行手术。

要点解说

1. 掌握基本的手术技术（牢记组织保护的手术技术）

手术需要用双手进行操作。然而，不少初学者在进行腹腔镜手术时，往往意识不到以下 3 点：**1右手（优势手）的作用**；**2左手（非优势手）的作用**；**3左右手的协调**。很多初学者还是按照开腹手术的感觉来进行左右手的操作。然而，腹腔镜外科与开腹手术有所不同（**表1-1-1**），手术操作的着眼点也不同，如**1缺乏触觉（不了解组织的张力）**；**2二维放大视野**；**3长的腹腔镜镜头与钳子操作（方向性限制与杠杆运动）**。需在受限的二维视野下，使用长长的钳子进行方向性受限的操作。如何才能对局部施加适当的张力？如何才能保证剥离与切开操作不出血？如何才能做到对组织的保护？技术认定考试的目的就是考核医生是否掌握了这些基本手术技术。

2. 根据局部解剖与组织特点进行手术

腹腔镜外科医生就是利用各类手术器械，在放大视野中，与组织对话。因此，对于开腹手术未强调的局部解剖与组织特点有必要加以强调（**表1-1-2**）。

有人说"腹部手术是膜的手术"。从"膜的手术"的角度来说，要关注如下 3 点：**1膜的融合**；**2膜的生理性粘连**；**3膜的一体化**。

也有人说"手术就是处理血管"。从"无血入路"的角度来说，选择入路，必须熟知如下 3 点：**1血管的位置（血管与膜的关系）**；**2血管的分支与走行方向（包括变异亚型）**；**3无（乏）血管区域**。

还有人说"手术就是结缔组织的剥离"。从"结缔组织与剥离操作"的角度来看，应掌握如下 3 点：**1结缔组织的疏松之处**；**2结缔组织纤维的走行**；**3富含神经纤维的结缔组织**。掌握这些知识对开腹手术也很有必要，但开腹手术有触感，即使出血也比较容易处理，因此多数术者并不太重视。

腹腔镜手术是通过放大视野进行操作，手术应力求做到"与组织对话"。

3. 根据手术器械的特点进行手术

腹腔镜手术的特征之一是"缺乏触觉"，这就意味着无法触摸脏器和组织，而是要通过手术器械进行操作。术中需使用各种器械，如组织抓钳、用于剥离的剥离钳（**图**

表 1-1-1　腹腔镜外科的特征

1. 缺乏触觉	
优点	无触摸，微创
缺点	难以把握维持组织张力的力度
2. 二维放大视野	
优点	放大视野下，可分辨出结缔组织的单根纤维
缺点	二维视野，缺乏纵深感
3. 长的腹腔镜镜头与钳子操作	
优点	可观察腹腔深部并进行手术操作
缺点	呈以穿刺器为支点的杠杆运动，活动范围受限

表 1-1-2　进行腹腔镜手术的解剖、组织的着眼点

1. 腹部手术是膜的手术
①膜的融合
②膜的生理性粘连
③膜的一体化（不可分开的膜的融合）
2. 手术就是处理血管
①血管的位置（与膜的位置关系）
②血管的分支及其走行（包括分支变异亚型）
③无血管区
3. 结缔组织的剥离
①结缔组织的疏松之处
②结缔组织纤维的走行
③富含神经纤维的结缔组织

1-1-1），闭合、离断血管的超声凝固切开装置（LCS，**图 1-1-2**），血管闭合系统（**图 1-1-3**），吻合用的直线切割闭合器（**图 1-1-4**）或管型吻合器（**图 1-1-5**）。各种器械有各自的原理与特点。毫不夸张地说，腹腔镜外科医生的手术技术就在于如何熟练使用这些器械。切记"按照器械的特点进行手术"。

因此，取得技术认定的捷径就是：**1 掌握腹腔镜外科的基本手术技术；2 根据局部解剖与组织特点进行手术；3 根据手术器械的特点进行手术**。希望大家努力掌握腹腔镜手术指导者需具备的进行安全、安心、确切手术的技巧。

剥离钳　　　　　　　　　　　　　　抓钳

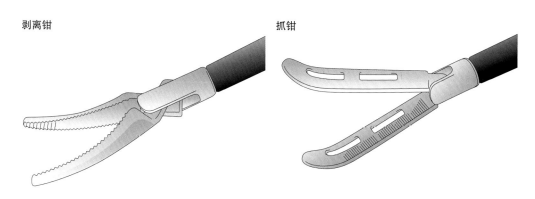

图 1-1-1　剥离钳和抓钳

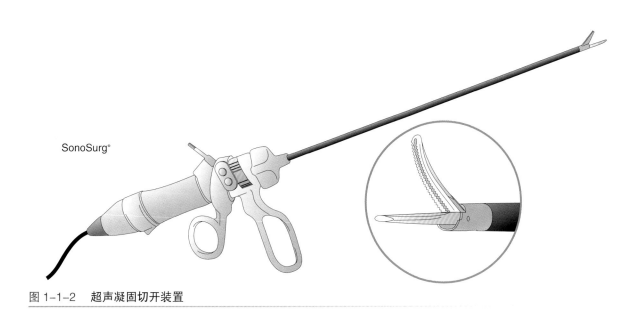

SonoSurg®

图 1-1-2 超声凝固切开装置

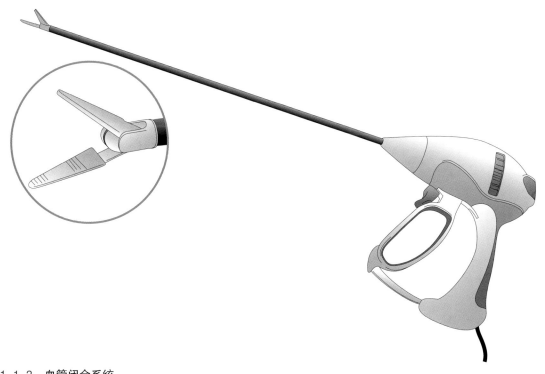

图 1-1-3 血管闭合系统

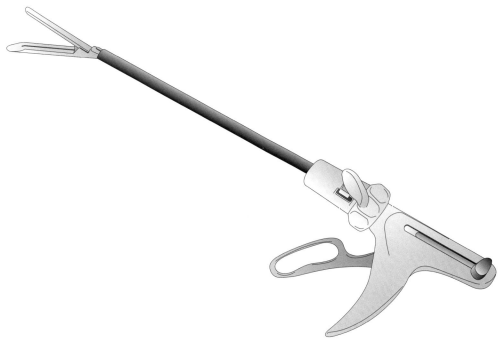

图 1-1-4　直线切割闭合器

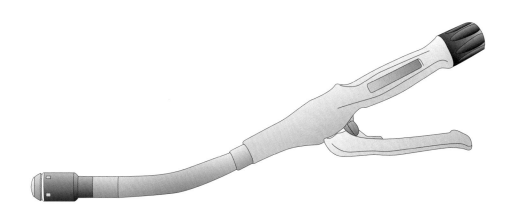

图 1-1-5　管型吻合器

技术认定考试合格确认清单

☐通过腹腔镜外科技术认定的作用是什么？（1）

☐通过腹腔镜外科技术认定所需的技能是什么？（3）

☐腹腔镜外科手术在技术上的缺点是什么？（3）

☐膜的手术：膜的构造（3）

☐实现无血入路所需的血管知识（3）

☐从手术与结缔组织的角度出发，需掌握的结缔组织相关知识（3）

第2章 让术者的手"动起来"

第1节 左手（非优势手）的作用

> 技术认定考试合格的通行证
>
> **腹腔镜手术高手都是左手操作的高手。**

✔ 要点

（1）局部术野形成的微调整：抓。

（2）适度的组织伸展：牵拉（压）。

（3）术野的维持：静止。

手术技术入门

在开腹手术中，左手（非优势手）的作用是：**1** 术野的形成与微调整（伸展）；**2** 组织的触知；**3** 协助右手。对于缺乏对组织的触觉、钳子的方向性受限的腹腔镜手术，左手操作的作用稍有不同。另外，左手操作完全是通过钳子来完成的，因此对于初学者来说，难以掌握的是：**1** 抓持组织的力度；**2** 组织牵拉；**3** 术野微调整结束后的静止。对于开腹手术，可以说"手术高手都擅长左手操作"。对于腹腔镜手术，也可以说"左手操作高手"是取得技术认定的必备条件。

腹腔镜手术中非优势手钳子的作用

「A」 术野的形成与微调整（伸展）。

「B」 组织的触知。

「C」 协助右手。

要点解说

1. 局部术野形成的微调整：抓

手术从抓持组织开始。开腹手术是左手持钳子进行操作，腹腔镜手术是采用长的操作钳抓持组织。腹腔镜手术中，抓持组织时，必须考虑：**1 钳子的种类；2 抓持部位；3 抓持组织的多少。**

操作钳的种类很多，适合自己的最好。左手钳子抓持组织时，应抓持距离操作（剥离、切开）部位 1～2cm 处（**图 1-2-1-1、图 1-2-1-2**），有时也可抓持拟离断的血管。这样有助于固定操作部位，防止牵拉损伤。抓持组织的原则是，在抓持确切的前提下，抓的组织应尽量少。腹腔镜手术因腹腔镜镜头的方向性受限，往往对深部的观察不充分。此时，可采用"摇旗"的方式操作（**图 1-2-1-3**），但如果抓持组织过多，就无法进行摇旗操作（**图 1-2-1-4**）。抓持的位置与抓持组织的多少在很大程度上影响手术的难易程度，参加技术认定考试者必须理解这一点。

2. 适度的组织伸展：牵拉（压）

进行剥离或切开操作时，维持适度的局部伸展（张力）非常重要。术者左手牵拉组织的操作诀窍是：**1 良好的术野展开（易于观察的术野方向）；2 维持适度的组织张力；3 将操作层面维持在易于操作的方向。**组织的牵拉操作，即所谓矢量、力度与方向很重要。

关于牵拉方向，剥离操作与切开操作有所不同，即剥离操作时的牵拉方向，根据

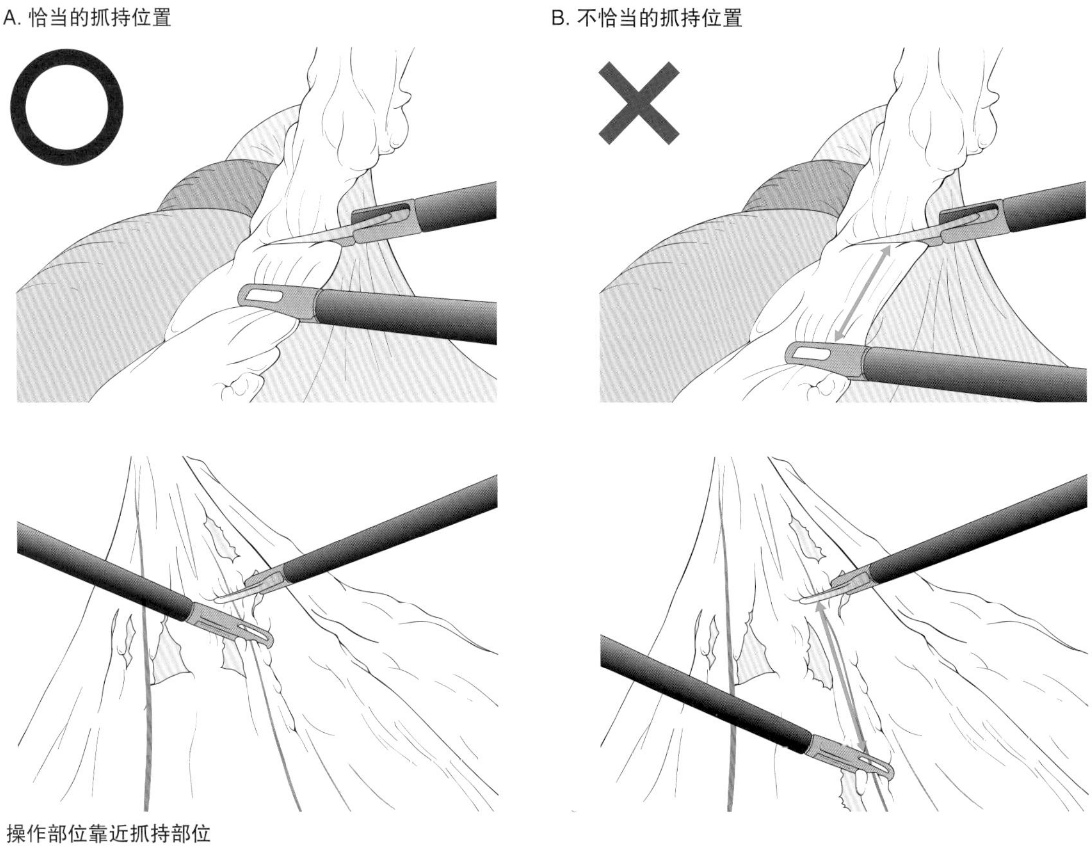

A. 恰当的抓持位置

B. 不恰当的抓持位置

操作部位靠近抓持部位

图 1-2-1-1 膜状结构的抓持位置

A. 恰当的抓持位置（○）
B. 不恰当的抓持位置（×）

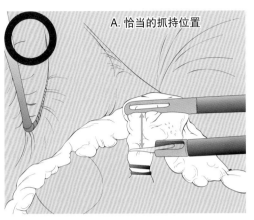
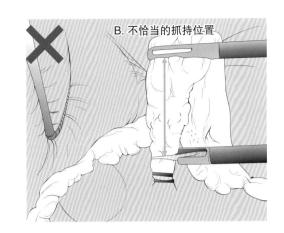

操作部位靠近抓持部位

图 1-2-1-2　索状结构的抓持位置

A. 恰当的抓持位置（○）
B. 不恰当的抓持位置（×）

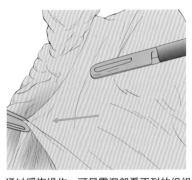
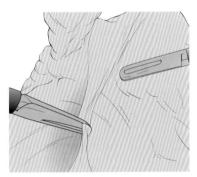
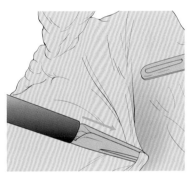

通过摇旗操作，可显露深部看不到的组织

图 1-2-1-3　摇旗操作

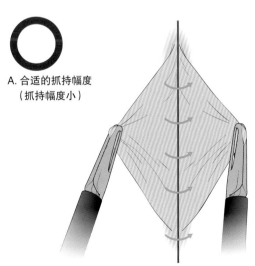
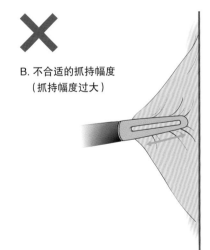

钳子头端抓持组织的幅度，决定了摇旗操作的难易程度

图 1-2-1-4　抓持幅度

A. 合适的抓持幅度（○）
B. 不合适的抓持幅度（×）

情况不同，可选择：**❶远离脏器的方向**（图1-2-1-5）；**❷远离后腹膜腔的方向**（图1-2-1-6）；**❸剥离方向**（图1-2-1-7）。而切开操作的牵拉方向应考虑：**❶伸展离断线；❷伸展离断面或索状物；❸切开器械的方向性**。由此可见，术中左手的牵拉力度与方向很重要。

牵拉的目的在于局部术野的微调整

「A」　良好的术野展开（易于观察的术野方向）。

「B」　维持适度的组织张力。

「C」　将操作层面维持在易于操作的方向。

---

3. 术野的维持：静止

　　术野的微调整结束后，转至术者右手操作。此时，术者左手操作最重要之处在于维持最佳术野。也就是"静止"最重要。一般来说，初学者多不善于"静止"操作，往往出现右手操作左手动或右手器械进出左手动的情况。好不容易形成了易于操作的术野，当然希望左手能保持静止。我们看高手的左手就能发现，在右手操作时，左手是静止的。

A. 剥离操作时的牵拉（远离脏器方向）

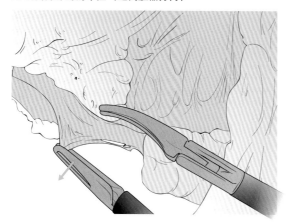

B. 适当的牵拉方向

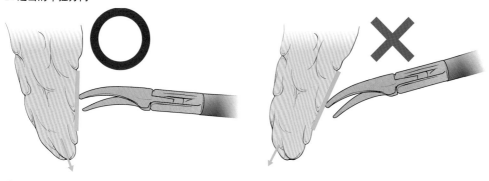

牵拉时，使钳子垂直剥离面

图1-2-1-5　牵拉方向：远离脏器方向（靠近脏器的剥离操作）

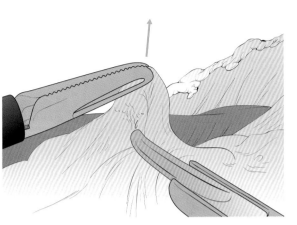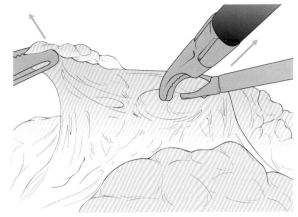

朝远离后腹膜腔的方向牵拉，使剥离面与钳子垂直

图 1-2-1-6 牵拉方向：远离后腹膜腔方向

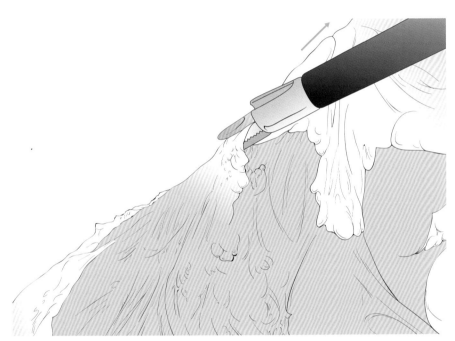

朝剥离方向牵拉（剥离方向）

图 1-2-1-7 牵拉方向：剥离方向（胃的 No.1 淋巴结、No.3 淋巴结）

技术认定考试合格确认清单

□术者左手操作的功能（3）

□术者左手钳子的抓持诀窍（3）

□组织剥离时的牵拉方向（3）

□组织切开时的牵拉方向（3）

第2章 让术者的手"动起来"

第2节 右手（优势手）的作用

技术认定考试合格的通行证

牢记根据手术器械的特点进行右手操作。

✔ **要点**

（1）剥离操作：剥离钳的使用。

（2）血管处理：夹子与能量器械。

（3）缝合处理：自动缝合器。

手术技术入门

术者的右手操作有剥离操作、切开操作、止血操作与缝合操作等。腹腔镜手术的特点之一是需要使用带有长柄的钳子与各类能量器械。这些器械是根据开发人员的思路与实际使用者的需要开发出来的。应了解手术器械的特点，并根据其特点使用好手术器械。

常用的手术器械有剥离操作的剥离钳，切开、止血操作的夹子或能量器械（超声凝固切开装置、血管闭合系统），缝合操作的自动缝合器（直线切割闭合器、管型吻合器）。要通过技术认定，需灵活利用这些器械的特点进行右手操作。

要点解说

1. 剥离操作：剥离钳的使用

剥离操作是术中最常进行的操作。采用钳子进行的剥离操作有：**1** 张开钳子操作（图1-2-2-1A）；**2** 钳子闭合，上下运动（图1-2-2-1B）；**3** 捅的操作。开腹手术最常进行的是钳子的张开操作。腹腔镜手术中，也会进行张开操作，但有时因力度掌握欠佳，导致小的血管分支损伤。为了避免这类损伤，可闭合钳子上下滑动进行剥离或沿纤维方向行撑开操作（图1-2-2-2）。另外，在剥离操作中，应考虑到：**1** *剥离的部位*；**2** *剥离的方向*；**3** *剥离的幅度*；**4** *剥离的深度*；**5** *剥离的数目*。剥离时，应从 **1** *无（乏）血管处*、**2** *结缔组织疏松处*、**3** *凹陷处* 开始剥离。详见其他章节。

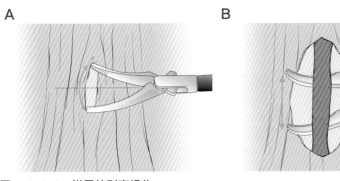

图 1-2-2-1　钳子的剥离操作

A. 剥离钳的剥离（张开）
B. 剥离钳的剥离（闭合状态上下滑动）

闭合状态下上下滑动剥离：不易出血

张开状态下剥离：容易出血

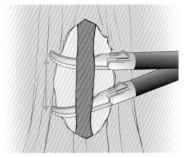

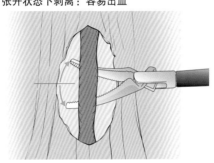

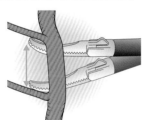

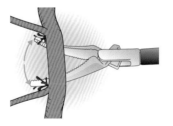

张开状态下操作容易损伤血管分支根部：选择适当的剥离方法很重要

图 1-2-2-2　剥离方法与小血管损伤

采用钳子进行剥离操作的方法

「A」　张开钳子操作。

「B」　钳子闭合，上下运动。

「C」　捅的操作。

2. 血管处理：夹子与能量器械

对于较粗的血管，上夹子夹闭后，再用能量器械继续离断。使用夹子的注意事项是：
1 血管周围的剥离（如有神经纤维等组织，则夹子难以闭合）；**2** 夹子大小与血管粗细

第一篇　基础篇

（确认夹子的头部）（图1-2-2-3）；**3** **在血管的中枢侧（动脉的后腹膜侧，静脉的脏器侧）上夹子。**

　　能量器械，尤其是超声凝固切开装置的使用要点是：**1** **工作面与非工作面软垫的闭合；2** **凝固切开组织的伸展（张力）；3** **凝固、切开的宽度。**超声刀闭合与组织张力同时兼顾的方法是：**1** **在夹持组织后，超声刀刀头工作面与非工作面软垫闭合；2** **轻轻旋转；3** **轻轻牵拉。**牵拉对工作刀头与软垫接触稍有不利，但有助于组织的伸展。对于索状物，重要的一点是，将工作刀头置于伸展更好的一侧（图1-2-2-4）。另外，为了提高凝固效率，也必须考虑凝固组织的宽度（译者注：此处所谓的宽度指组织咬持的多少）。对于厚的组织，应减少夹持的宽度。对于缺乏结缔组织的膜状物，凝固宽度不宜过大（图1-2-2-5）。其原因是，超声凝固切开装置的工作原理是通过工作刀头的震动能量导致组织变性。

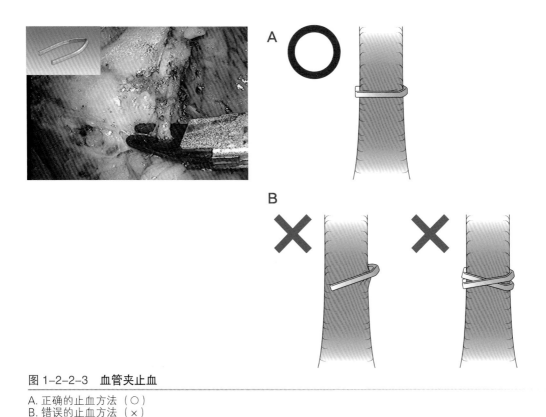

图1-2-2-3　血管夹止血
A. 正确的止血方法（○）
B. 错误的止血方法（×）

超声凝固切开装置的使用要点

「A」　工作面与非工作面软垫的闭合。

「B」　凝固切开组织的伸展（张力）。

「C」　凝固、切开的宽度。

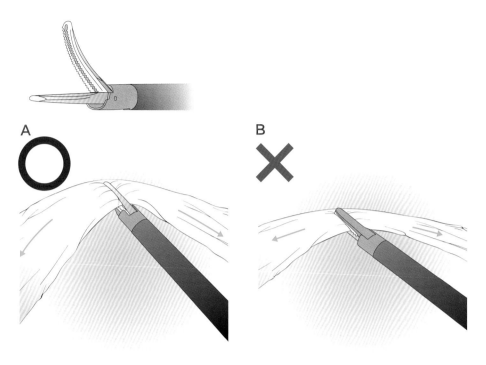

图 1-2-2-4　超声凝固切开装置的使用方法（工作面置于张力最大一侧）

A. 正确的使用方法（○）
B. 错误的使用方法（×）

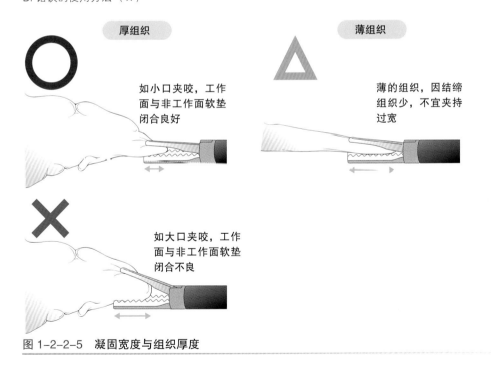

厚组织

如小口夹咬，工作面与非工作面软垫闭合良好

薄组织

薄的组织，因结缔组织少，不宜夹持过宽

如大口夹咬，工作面与非工作面软垫闭合不良

图 1-2-2-5　凝固宽度与组织厚度

3. 缝合处理：自动缝合器

缝合不当可导致严重的并发症。因此，必须充分理解自动缝合器的特性。自动缝合器有直线型与管型两类（**图 1-2-2-6**）。使用自动缝合器时必须知道：**1消化道管壁的平均厚度；2闭合器的钉腿高度；3影响闭合钉成钉（B 形）的因素**。直线切割闭合

器有 3 排钉，其钉腿高度以不同颜色的钉仓加以区分。小肠多使用白色钉仓，胃与大肠多采用蓝色钉仓。而管型吻合器有 2 排钉，钉腿高度由吻合器主体的对接旋闭方法决定。影响闭合钉 B 形成钉的因素有：**1** **存在溃疡瘢痕、憩室等影响消化道管壁厚度的因素；** **2** **沿消化道外壁走行的神经纤维等致密的索状物；** **3** **组织卷入或皱缩等人为因素导致的管壁厚度变化等**（图 1-2-2-7）。

A. 直线切割闭合器　　　　　　　　　　B. 管型吻合器

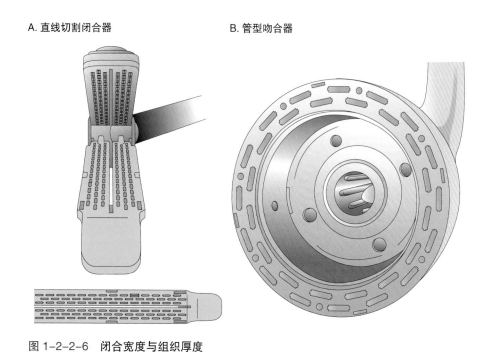

图 1-2-2-6　闭合宽度与组织厚度

A. 闭合钉（B 形成钉）

B. 影响闭合钉 B 形成钉的不利因素

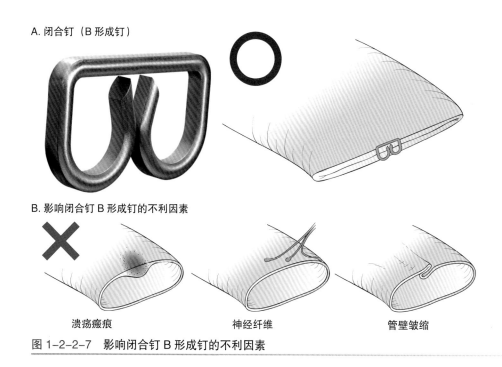

　溃疡瘢痕　　　　　　　　神经纤维　　　　　　　　管壁皱缩

图 1-2-2-7　影响闭合钉 B 形成钉的不利因素

使用自动缝合器时必须知道的事项

「A」 消化道管壁的平均厚度。

「B」 闭合器的钉腿高度。

「C」 影响闭合钉成钉（B 形）的因素。

技术认定考试合格确认清单

□剥离操作方法：剥离钳的使用方法（3）

□剥离操作的着眼点（5）

□剥离部位的选择（3）

□使用夹子的注意事项（3）

□超声凝固切开装置的使用要点（3）

□超声凝固切开装置的刀头闭合、组织伸展方法（3）

□自动缝合器使用的要点（3）

□影响闭合钉 B 形成钉的因素（3）

第2章 让术者的手"动起来"

第3节 与左手协调操作

技术认定考试合格的通行证

右手操作与左手操作是"动"与"静"的协调！

✔ 要点

（1）剥离、离断操作的顺序是：左手操作→左手静止→右手操作。

（2）缝合操作是左手、右手的交替操作。

（3）左手钳子静止的诀窍。

手术技术入门

有人常说，腹腔镜外科的重要手术技术是"左右手的配合（协调操作）"。说到"协调操作"，大家脑海里会浮现什么样的场景呢？肯定大多数人想到的是右手与左手同时"动"的状态吧。然而，在开腹手术中，在通过"**1**制造术野、**2**触知、**3**局部的伸展"，对术野完成微调整后，左手转为静止，再通过右手操作完成剥离与组织离断。腹腔镜手术操作，也基本相同。发挥左手钳子功能的重要之处是在通过**1**抓持组织、**2**牵拉（推压）完成局部术野的微调整后，转为**3**静止。

希望大家记住，"左右手的协调操作"就是"动与静的协调"。

> **左手钳子的作用**
>
> 「A」 抓持组织。
>
> 「B」 牵拉（推压）。
>
> 「C」 静止。

要点解说

1. 剥离、离断操作的顺序是：左手操作→左手静止→右手操作（图1-2-3-1）

在剥离操作与离断操作中，最重要的是对剥离、离断操作的局部术野进行微调整。即通过左手操作（非优势手的钳子操作），形成具有适当张力的操作面。对于初学者来说，这样的微调整往往不充分。虽然进行了局部术野的微调整，但在右手操作（优势手操作）时，因左手钳子固定不好，破坏了好不容易形成的良好术野。掌握"左手操作→左手静止→右手操作"的操作顺序，对学习腹腔镜手术技术非常重要。

2. 缝合操作是左手、右手的交替操作

缝合操作是采用持针器与钳子，完成 **1 确切持针**、**2 缝针刺入组织**、**3 结扎** 的三阶段操作。

在确切持针方面，重要的是：**1 选择持针器**；**2 根据针的刺入部位，考虑持针器与针的角度**；**3 在装针时，必须考虑右手（优势手）持针器与左手（非优势手）钳子（夹针的钳子）的角度**（图1-2-3-2）。即，在装针时，预想缝针的组织刺入角。

缝针刺入组织是通过前臂的旋转使持针器内外旋转完成的。此时，左手预想运针角度，夹持组织，并微调整后，保持静止。对于持针器，如为90°持针，则选择旋转持针器，使之与显示器上拟行进方向的反方向平行移动。如成轻度的锐角或钝角，持针器在旋转后，进行水平运动（显示的反方向）（图1-2-3-3）。此时，左手钳子也是静止的。

结扎时，重要之处在于：**1 结扎的位置与针的刺入部位的位置关系**；**2 绕线钳子与静止钳子**；**3 交叉线的牵拉**。其中，绕线最为重要，绕线处与刺入点的位置关系也很重要（图1-2-3-4）。

缝合操作

「A」　确切持针。

「B」　缝针刺入组织。

「C」　结扎。

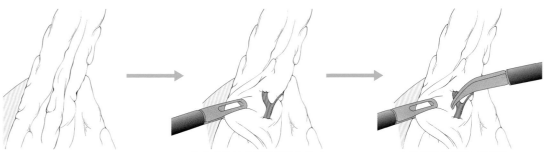

左手钳子的术野微调整与静止　　　　右手钳子的剥离（离断）

图1-2-3-1　剥离、离断操作中左手的作用

顺序：左手操作→左手静止→右手操作

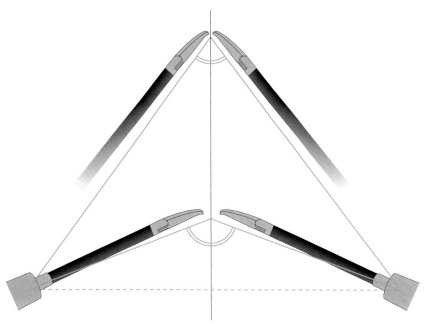

缝针的夹持位置影响持针器与缝针角度的设定

图 1-2-3-2　持针器与针的角度

操作部位的角度与持针位置的角度

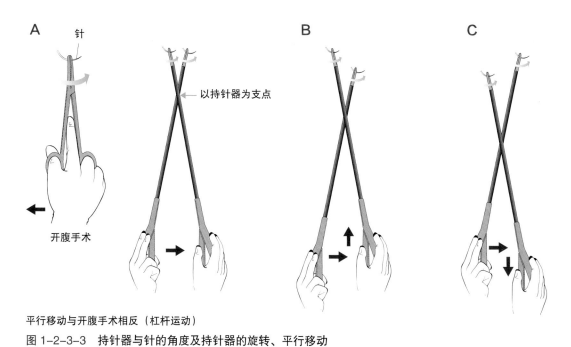

平行移动与开腹手术相反（杠杆运动）

图 1-2-3-3　持针器与针的角度及持针器的旋转、平行移动

A. 直角时
B. 钝角时
C. 锐角时

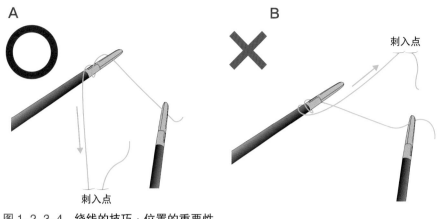

A　　　　　　　　　　　B

刺入点

刺入点

图 1-2-3-4　绕线的技巧：位置的重要性

A. 良好的缝线牵拉方向（○）
B. 缝线牵拉方向不佳（×）

3. 左手钳子静止的诀窍

　　如上所述，无论是剥离、离断操作，还是缝合操作，除操作侧钳子外，另一侧钳子的静止很重要。初学者往往静止不到位，导致操作困难。见于：**1** 习惯与右手联动的术者；**2** 全神贯注于右手操作，忽视左手的术者；**3** 即使完成了局部术野的微调整，左手也随着右手手术器械的进出而移动的术者。

　　确切保持左手钳子静止的诀窍是牢记：**1** 调节手术台至合适高度；**2** 收紧左侧腋部；**3** 保证左手钳子抓持组织的位置靠近操作部位。

左手钳子静止的诀窍

「A」　　调节手术台至合适高度。

「B」　　收紧左侧腋部。

「C」　　保证左手钳子抓持组织的位置靠近操作部位。

技术认定考试合格确认清单

□剥离、离断操作的 3 个步骤。

□缝合操作的 3 个步骤。

□结扎（绕线）的 3 个要点。

□左手钳子静止的 3 个诀窍。

第3章 "场"的设定

第1节 安全建立气腹的方法

技术认定考试合格的通行证

掌握 Hasson 型穿刺器的放置与气腹建立的基本技巧。

✔ **要点**

（1）采用开放法置入 Hasson 型穿刺器。

（2）CO_2 充气流速先低后高。

（3）充分肌松，保持肠管内无气体。

手术技术入门

　　腹腔镜下胃切除术与腹腔镜下大肠切除术是在腹腔内操作，因此必须制造腹腔内的操作空间。腹腔内操作空间的制造方法，迄今已有"腹壁悬吊法"等方法，但最常用的还是 CO_2 气腹法（**图 1-3-1-1**）。一方面，CO_2 气腹可增加腹腔内操作空间，提高操作性；另一方面，腹腔内压力升高影响血流动力学或酸中毒，可对肌体造成影响，但一般在临床上问题并不大。为了维持腹腔内充分的操作空间，必须掌握安全的 CO_2 气腹建立方法。

要点解说

1. 采用开放法置入 Hasson 型穿刺器

　　即使是 CO_2 气腹，迄今也已开发出多种器械与手术技术。早期开展腹腔镜胆囊切除术时，常采用气腹针建立气腹，而现在是采用 Hasson 穿刺器（**图 1-3-1-2**），通过开放法安全建立气腹。首先，于脐下 1~1.5cm 处切开皮肤，直视下切开白线至腹膜。钝性打开腹腔，进入腹腔。为了便于固定穿刺器，于白线缝合一针，插入 Hasson 型穿刺器后，结扎缝线，将其与腹壁固定。穿刺器一般垂直插入腹壁。应注意，如插入角度太斜，可能导致固定不良（**图 1-3-1-3**）。最近，为了防止使用过程中出现移位，市场上出现了带气囊的穿刺器。

2. CO_2 充气流速先低后高

　　置入 Hasson 型穿刺器后，接 CO_2 充气管，充入 CO_2。此时，如充气过猛，膈神经出现过度拉伸，患者术后有时会出现右肩不适与疼痛。另外，如腹腔内压力升高过快，可出现循环动力学改变或颅内压升高的风险，因此，在监测循环、呼吸状态与生命体征的情况下，逐渐升高充气压力。

3. 充分肌松，保持肠管内无气体

CO_2 气腹下，影响腹腔内操作空间的不利因素有：**1肥胖**；**2肌松药给予不充分**；**3肠内存在空气**。肥胖患者的特点是：**1腹腔内操作空间狭小**；**2穿刺器活动度小**；**3脂肪组织富含微小血管等**（**图1-3-1-4**）。在腹腔镜手术中，BMI指数过高的患者，因受术野不良的影响，并发症发生率高，必须高度重视术野的形成。另外，对于肌肉体质的患者，应给予充分的肌松。另一个重要的细节是，麻醉气管插管前插胃管，避免空气进入肠道。

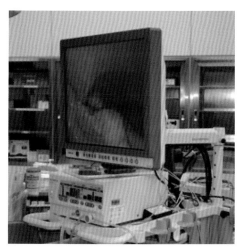

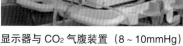

显示器与 CO_2 气腹装置（8~10mmHg）

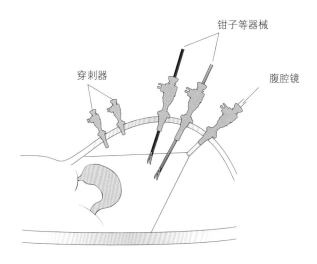

图 1-3-1-1 CO_2 气腹下操作

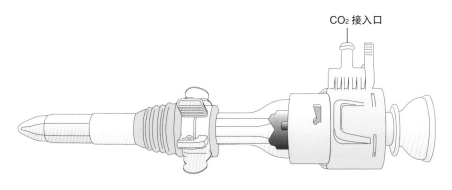

图 1-3-1-2 Hasson 型穿刺器

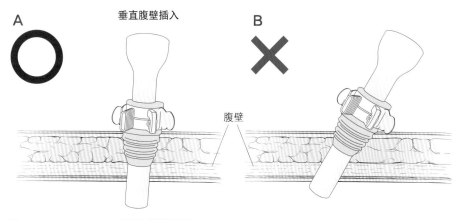

图 1-3-1-3　Hasson 型穿刺器的置入

A. 固定良好的 Hasson 型穿刺器（○）
B. 固定不良的 Hasson 型穿刺器（×）

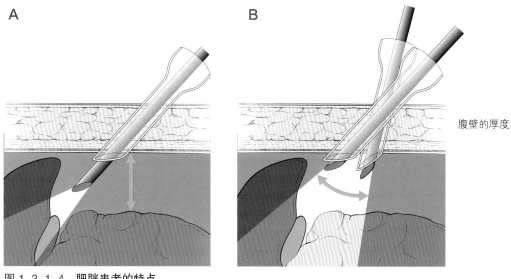

图 1-3-1-4　肥胖患者的特点

A. 术野狭小
B. 穿刺器活动受限

气腹下，影响腹腔内操作空间的不利因素

「A」　肥胖。

「B」　肌松药给予不充分。

「C」　肠管内存在空气。

技术认定考试合格确认清单

□ 建立 CO_2 气腹的 3 个要点（3）

□ CO_2 气腹下，无法获得充分的腹腔空间的原因（3）

□ 肥胖患者腹腔镜手术难度增加的原因（3）

第3章 "场"的设定

第2节 决定操作孔位置的基本原则

技术认定考试合格的通行证

掌握决定操作孔位置的原则。

✔ 要点

（1）操作孔位置为以操作部位为顶点的等腰三角形底边的两个顶点。

（2）操作孔位置为钳子的支点（中央）：操作部位与支点的距离。

（3）原则上：观察孔位于左右操作孔之间。

手术技术入门

　　腹腔镜手术的特点之一是通过长的操作钳进行手术操作。钳子操作是通过以穿刺器为支点的杠杆运动来完成的。在杠杆运动中，存在操作部位与支点的距离、支点与钳子把手的距离、钳子的方向性等问题。因此，在决定操作孔位置时，头脑中必须有这样的杠杆理论。

要点解说

1. 操作孔位置为以操作部位为顶点的等腰三角形底边的两个顶点

　　决定双侧操作孔位置的原则是，操作部位与左右操作孔的连线成等腰三角形（图1-3-2-1）。决定穿刺孔位置时，应考虑到 **1操作的方便性**、**2患者的疼痛最小**、**3患者的美容效果**等因素。

决定操作孔位置时需考虑的因素

「A」　操作的方便性。

「B」　患者的疼痛最小。

「C」　患者的美容效果。

2. 操作孔位置为钳子的支点（中央）：操作部位与支点的距离

腹腔镜手术的特点之一为通过钳子进行操作。钳子操作是以穿刺器为支点的杠杆运动来完成的（**图1-3-2-2**）。另外，如钳子手柄之间的距离与钳子前端活动范围一致，则操作较容易。因此，决定操作孔位置的原则是，抓持操作部位时，操作孔位置位于操作钳手柄与钳子之间的中央（**图1-3-2-3**）。腹腔镜医生大多凭经验认知钳子的活动范围，但对于初学者，在理解这一特点的基础上，从容应对很重要。

3. 原则上，观察孔位于左右操作孔之间

钳子与观察孔的位置关系也很重要。多数单位使用硬质斜视镜。使用硬质斜视镜时，如钳子的插入方向与腹腔镜的插入方向成钝角，则必须在大脑里将见到的画面转换为钳子方向的画面，操作极其困难。因此，为了便于操作，应尽量将观察孔设置在左右操作孔的中央（**图1-3-2-4**）。

而使用软质腹腔镜不同于内镜观察管腔，稍稍屈曲，就会导致术野发生大幅变动，因此需要有熟悉内镜技术的助手。应一边观察地标性标志（landmark），一边进行细微的调整。

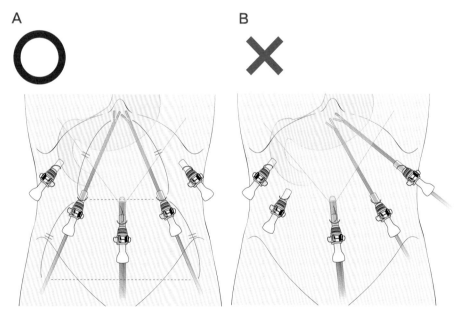

图1-3-2-1 操作孔位置的决定（1）

A. 操作孔位置成等腰三角形（○）
B. 操作孔位置不成等腰三角形（×）

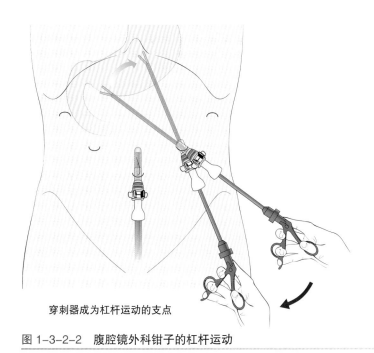

穿刺器成为杠杆运动的支点

图 1-3-2-2　腹腔镜外科钳子的杠杆运动

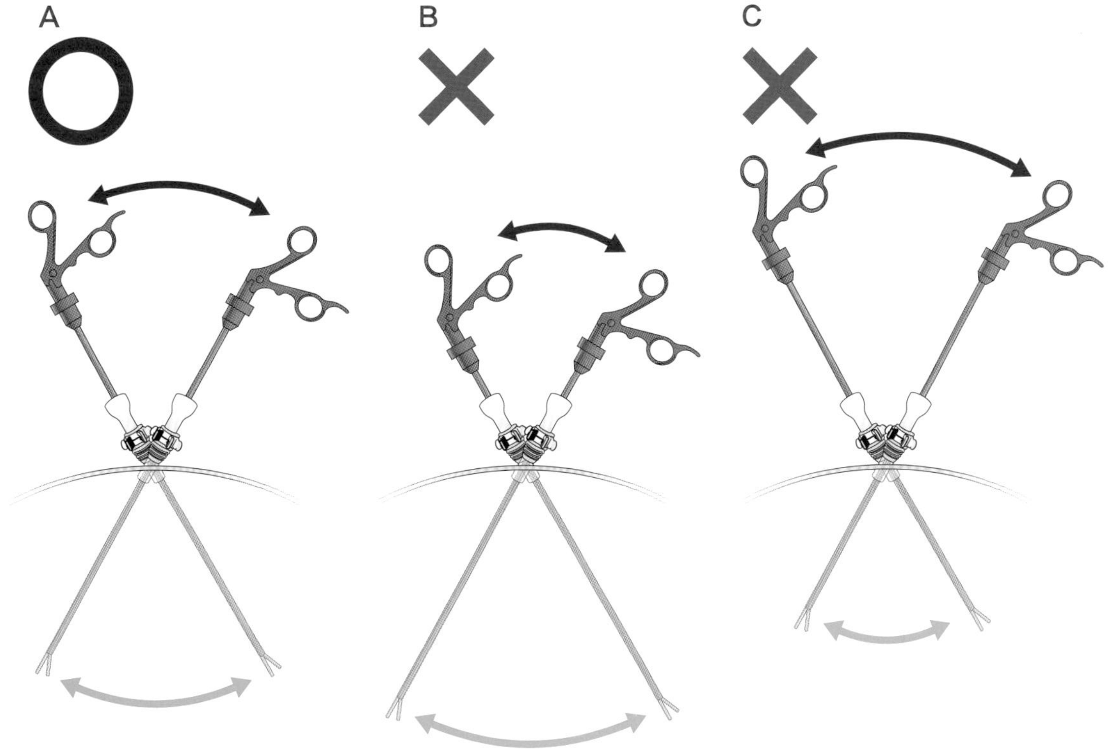

A　〇

B　✕

C　✕

图 1-3-2-3　钳子杠杆运动的活动范围
A. 支点位于钳子的中央（〇）
B. 支点靠近把手（✕）
C. 支点靠近操作部位（✕）

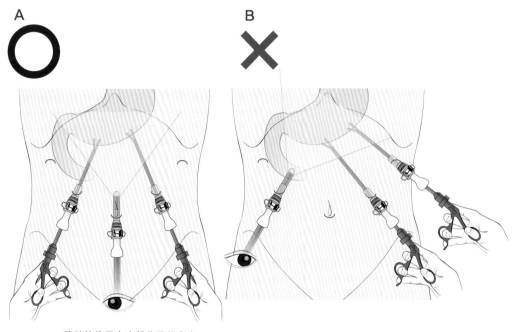

A   ○   B   ✕

腹腔镜位于左右操作孔的中央

图 1-3-2-4 钳子与腹腔镜的位置

A. 良好的观察孔位置（○）

B. 观察孔位置不佳，需通过大脑将术野画面进行转化（✕）

技术认定考试合格确认清单

□决定操作孔位置的原则（3）

□决定操作孔位置时必须考虑的问题（3）

第4章 观察术野

第1节 良好术野观察方法的基本知识（使用斜视镜）

> 技术认定考试合格的通行证
>
> **掌握腹腔镜操作，确保远近术野、上下术野及左右术野。**

✓ 要点

（1）远近术野的形成。

（2）上下术野的形成。

（3）左右术野的形成。

手术技术的入门

腹腔镜手术是通过观察显示器进行操作的，因此手术的难易程度受到腹腔镜操作的左右。腹腔镜有：**1直角硬质镜；2斜视硬质镜；3软镜**。普及度最高的是 30° 斜视镜（图 1-4-1-1）。

腹腔镜的基本观察方法有：**1远近观察；2上下观察；3左右观察**。腹腔镜手术的优点是具有放大效果。进行剥离等操作时，拉近术野比较有用。而离断大小网膜时，拉远术野有助于看清离断线。处理血管或清扫淋巴结时，根据术野需要，必须进行"从上往下看""从下往上看""从右往左看""从左往右看"等不同操作。另外，烟雾等可妨碍镜头术野。应通过自动吸引装置等，为手术团队提供良好的术野。应掌握腹腔镜操作技术，以便快速、准确地显露术者想观察之处。

腹腔镜观察的基本要求

「A」 远近观察。

「B」 上下观察。

「C」 左右观察。

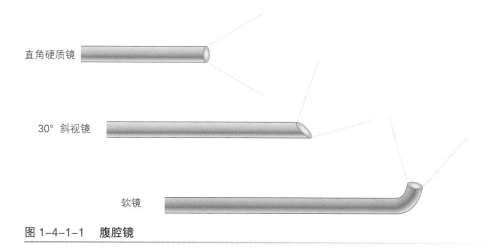

直角硬质镜

30° 斜视镜

软镜

图 1-4-1-1　腹腔镜

要点解说

1. 远近术野的形成

在腹腔镜手术中，剥离操作、血管处理等，需要通过近术野观察。而大小网膜的离断，需要适当选择术野，以便看清离断线（**图 1-4-1-2**）。同样，在腹腔镜胃切除术中，清扫 No.4d 淋巴结或 No.3 淋巴结时，需要稍拉远术野，以看清胃壁的表面。

一般来说，腹腔镜手术中，近侧位置的钳子操作较远侧深部操作容易。这是因为，腹腔镜钳子是以穿刺器为支点的杠杆运动。在制作近处术野时，除腹腔镜操作外，术者与助手将具有活动度的脏器向近侧牵拉移动也很重要。在胃切除术中，脾脏附近的处理需考虑这一操作。

2. 上下术野的形成

腹腔镜手术中，"从上往下看"与"从下往上看"是有效的腹腔镜操作（**图 1-4-1-3**）。这是因为，在腹腔镜手术中，通过气腹，在腹壁侧形成了开阔的空间。应力求熟练利用该空间以制作术野。例如，腹腔镜胃切除术中，向脾脏下极方向离断大网膜时，术者左手钳子与助手钳子将大网膜水平展开、离断。此时，镜头通过"从下往上看"，则位于网膜囊内侧的网膜左动静脉较易辨认（**图 1-4-1-4**）。另外，清扫胰腺上缘 No.8 淋巴结等时，则采用"从上往下看"的操作。尤其是胰腺向腹壁突出时，"从上往下看"有助于看清操作部位。

3. 左右术野的形成

腹腔镜手术中，经常用到"从左往右看"及"从右往左看"的腹腔镜操作（**图 1-4-1-5**）。采用斜视镜或软镜，易于获得这样的术野。例如，腹腔镜胃切除术中，在处理胃的主要血管时，就需要这样的操作。为了安全处理网膜右动脉、胃右动脉、胃左动脉等血管，必须进行左右观察（**图 1-4-1-6**）。在"从右往左看"与"从左往右看"的操作时，如术者左手钳子能辅以摇旗操作，则可确保良好的术野。

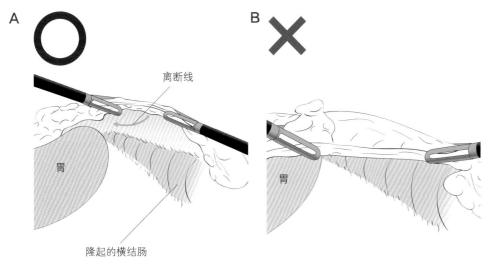

图 1-4-1-2 **离断线的认知**

A. 良好（○）
B. 不良（×）

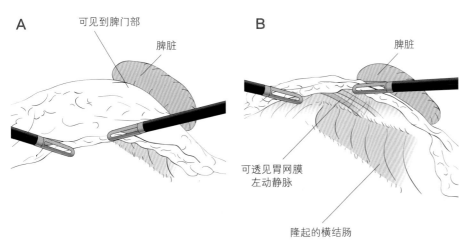

图 1-4-1-3 **"从上往下看""从下往上看"的操作**

A. "从上往下看"操作
B. "从下往上看"操作

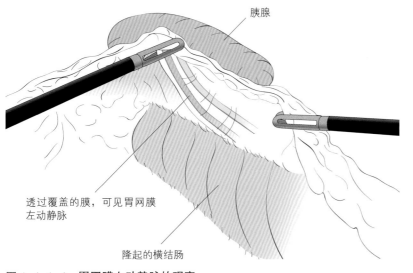

图 1-4-1-4 **胃网膜左动静脉的观察**

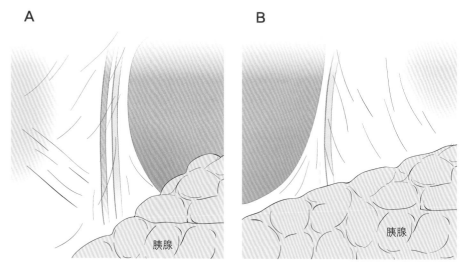

图 1-4-1-5　"从右往左看""从左往右看"的操作

A. "从右往左看"操作
B. "从左往右看"操作

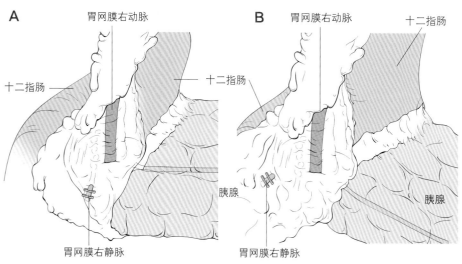

图 1-4-1-6　胃网膜右动静脉的观察

A. "从右往左看"操作
B. "从左往右看"操作

技术认定考试合格确认清单

□腹腔镜观察的基本操作（3）
□腹腔镜的种类（3）

第4章 观察术野

第2节 观察术野看到看不见之处的技巧

技术认定考试合格的通行证

掌握看到看不见之处的技巧：❶摇旗操作；❷提出操作；❸脏器的翻转操作。

✔ 要点

（1）通过摇旗操作观察看不见的背面。

（2）深部组织观察，采用提出操作。

（3）脏器背面的观察，采用脏器的翻转操作。

手术技术入门

确保良好的术野，是安全开展腹腔镜手术的第一步。然而，腔镜镜头操作的活动范围受限。弥补这一短板、确保良好术野的诀窍是，前述的巧妙镜头操作与对组织的精妙移动操作。组织的精妙移动操作有：❶摇旗操作；❷提出操作；❸脏器的翻转操作。这些操作，通过助手的钳子操作或术者的左手操作进行。看不见的部位可能存在血管，掌握"看到看不见之处"的技巧，牢记安全进行手术。

要点解说

1. 通过摇旗操作观察看不见的背面

如**图1-4-2-1**所示，摇旗操作是夹持、翻开组织的操作。通过该操作，有望见到组织的背面。该操作是，腹腔镜手术的任何过程中均需灵活运用的基本技术。为安全进行膜状结构的剥离、离断与索状结构的剥离、离断可进行摇旗操作。顺利进行摇旗操作的诀窍是：❶小幅抓持组织；❷以适当张力展开组织；❸圆圈样运动轨迹（图1-4-2-2）。

2. 深部组织观察，采用提出操作

腹腔镜手术是通过长长的钳子进行操作的。钳子的运动是以穿刺器为支点的杠杆运

动。对深部组织进行钳子操作时，钳子的支点过于靠近钳子手柄。因此，手柄的小幅活动，就会引起钳子前端的大幅晃动，导致操作困难（**图1-4-2-3**）。为了克服这一缺点，将腹腔具有活动度的脏器或组织适当移动。例如，处理胃网膜左动静脉时，将脾脏下极近旁向近侧牵拉，则操作较为容易（**图1-4-2-4**）。在深部术野操作时，提出操作可降低手术难度。

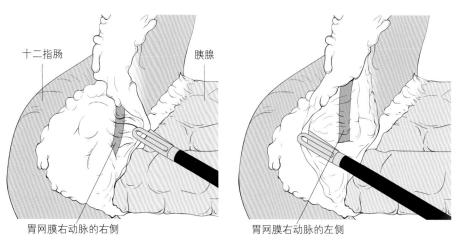

图 1-4-2-1　**摇旗操作**

通过摇旗操作，可见到胃网膜右动脉的右侧与左侧

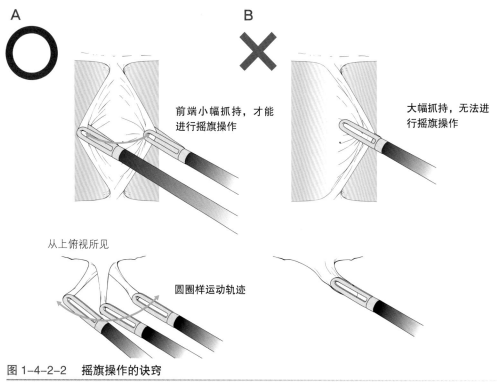

图 1-4-2-2　**摇旗操作的诀窍**

A. 抓持组织幅度、摇旗方向良好（○）
B. 抓持组织幅度、摇旗方向不良（×）

3. 脏器背面的观察，采用脏器的翻转操作

例如，腹腔镜胃切除术中，胰腺翻转可谓是清扫 No.11p 淋巴结的诀窍。脾动静脉走行于胰腺后面，操作时围绕胰腺上缘，而通过将脏器翻转，则非常有助于位于腹膜后的胰腺或脾脏附近的操作，可将其自腹膜后适当拉出来。清扫 No.11p 淋巴结时，胰体尾的翻转操作是，在胃左动脉左侧，于 Gerota 筋膜前面剥离后，**1 以剥离子轻压胰腺前壁，向尾侧牵引**；**2 夹持胃胰皱襞并上提**（**图 1-4-2-5**）。无论采用哪种方法，重要的是，先将胃胰皱襞内的胃左动脉左侧及胰腺上缘的后面充分剥离。

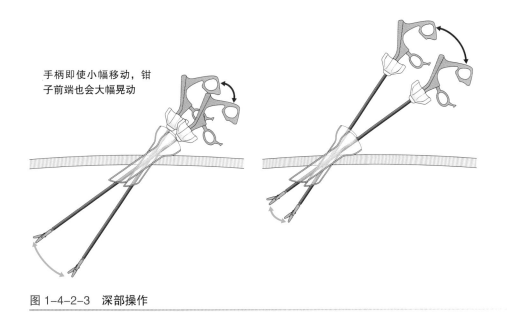

手柄即使小幅移动，钳子前端也会大幅晃动

图 1-4-2-3　深部操作

○ 将脾脏下极附近向近侧提拉

✕

脾脏

肝左外叶

胃

图 1-4-2-4　提出操作

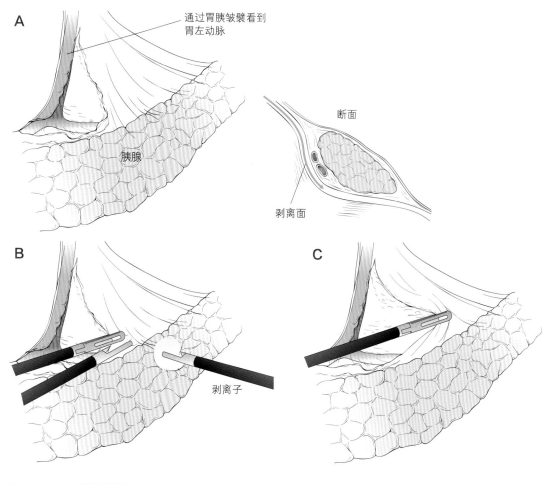

图 1-4-2-5　翻转操作
A. 胰腺上缘后面的剥离
B. 翻转操作的剥离子法
C. 翻转操作的胃胰皱襞提拉法

技术认定考试合格确认清单

☐看到看不见之处的技巧（3）

☐摇旗操作的诀窍（3）

第 5 章 术野形成

良好术野形成的基础

技术认定考试合格的通行证

掌握术野形成技术：动态术野形成与粘连剥离及局部术野微调整。

✔ 要点

（1）助手钳子的动态术野形成：膜状物与索状物。

（2）剥离粘连，以剥离胃与大肠。

（3）术者左手钳子的局部术野微调整。

手术技术入门

在腹腔镜手术中，术野形成是极其重要的操作。术野形成的目的是：**1 暴露拟操作的部位；2 通过调整，创造易于操作的局部环境**。前者是通过助手钳子的动态术野形成来实现的。为了有效实现动态的术野形成，通过粘连松解等操作，创造胃与大肠充分剥离的环境很重要。而后者是通过术者左手钳子来实现的。剥离与离断操作中，局部组织的伸展必不可少，医生必须熟练掌握：**1 确切的组织抓持部位；2 适当的组织牵引方向；3 牵引力度**。创造适当的局部操作环境后，维持术野的静止很重要。作为团队主力之一，术野形成的方法希望读者能够掌握。

要点解说

1. 助手钳子的动态术野形成：膜状结构与索状结构

腹腔镜手术与开腹手术一样，动态的术野形成，由助手钳子完成。组织在展开后，在形态上呈 **1 膜状结构、2 索状结构**（图 1-5-1）。充分利用 CO_2 气腹维持的腹腔内空间，形成膜状结构与索状结构得以伸展的术野。利用重力作用，可通过助手用两把钳子呈"斗牛布"样展开术野或助手用一把钳子展开术野（图 1-5-2）。无论通过哪种方式，凭经验应该知道"**1 钳子抓持在何处，2 朝哪个方向牵拉，3 牵拉力度多大**"，以获得良好的术野。想象出矢量图，就容易理解了。另外，抓持力度与钳子的种类也有关。助手应结合自身情况，选择组织抓钳。

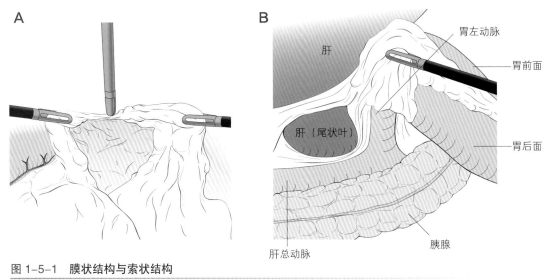

图 1–5–1　膜状结构与索状结构

A. 膜状结构
B. 索状结构

2. 剥离粘连，以剥离胃与大肠

　　建立动态术野前，最重要的是分离胃、大肠周围的粘连，使其充分剥离。例如，在胃切除术中，**❶ 既往有开腹手术史的患者、❷ 肥胖患者、❸ 既往有腹腔内炎性疾病（胃溃疡、ESD、胰腺炎等）的患者**，在胃周围常有粘连。比较常见的粘连部位是：① 脾脏附近的大弯；② 小网膜、胃后壁与胰腺表面；③ 结肠系膜与胃幽门部；④ 胆囊与大网膜等。在胃的剥离过程中，关键点是"胃后方的开放，打通大小网膜"。粘连的特点是：**❶ 粘连处无血管；❷ 粘连具有头尾两端；❸ 呈膜状、板状结构**。剥离粘连的诀窍是：**❶ 从粘连的一端开始；❷ 靠近粘连点，沿剥离方向用力牵拉；❸ 切开粘连点（金字塔顶点）**（**图 1–5–3**）。

剥离粘连的诀窍

「A」　　从粘连的一端开始。

「B」　　靠近粘连点，沿剥离方向用力牵拉。

「C」　　切开粘连点（金字塔顶点）。

---

3. 术者左手钳子的术野局部微调整

　　在手术操作（剥离操作、离断操作）中，重要的是术者左手钳子的局部术野微调整。为了获得良好的局部术野状态，要关注以下 3 点：**❶ 面的方向性；❷ 局部的展开；❸ 静止**。至于面的方向性，是通过牵拉，使操作面在剥离操作时与剥离钳垂直，离断操作时与切开器械平行（**图 1–5–4**）。另外，适度的组织展开也很重要，必须练习掌握牵拉力度。在良好的局部术野建立后，专注于右手器械的进出或右手钳子的操作，可导致左手钳子固定不佳，破坏良好的局部术野。调整好良好的局部术野后，收紧左腋，保持左手钳子的静止。

A

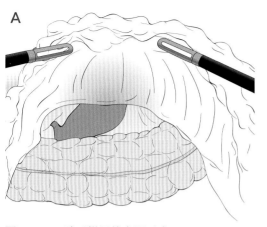

B

图 1-5-2　助手钳子的术野形成

A. 两把钳子法
B. 一把钳子法

A

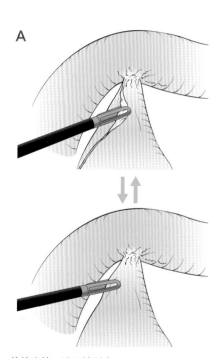

从粘连的一端开始剥离

B

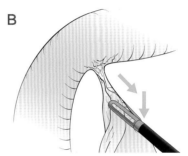

靠近粘连点牵拉

C

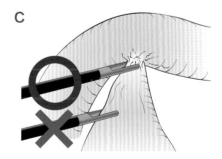

离断金字塔顶点

图 1-5-3　粘连剥离诀窍

A. 入路（通过摇旗操作确认后方）
B. 牵拉粘连处（牵拉位置、牵拉方向）
C. 切断位置

第一篇　基础篇

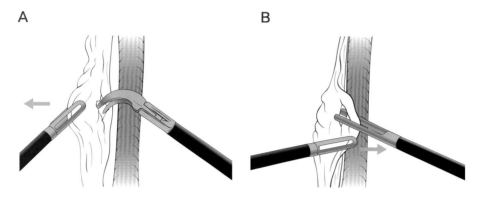

A   B

图 1-5-4　局部术野微调整的诀窍

A. 剥离操作时的术野微调整
B. 切开操作时的术野微调整

良好的局部术野状态

「A」　　面的方向性。

「B」　　局部的展开。

「C」　　静止。

技术认定考试合格确认清单

□ 术野形成的目的（2）

□ 术野牵拉的诀窍（3）

□ 胃周围粘连的病例（3）

□ 粘连的特点（3）

□ 剥离粘连的诀窍（3）

□ 良好的局部术野状态（3）

第6章 手术器械的使用

第1节 根据其特点使用超声凝固切开装置（超声刀）

技术认定考试合格的通行证

掌握基于组织特性的工作面、垫片面的对合与局部伸展。

✔ 要点

（1）超声刀的工作原理是工作面振动，垫片面固定组织。

（2）工作面与垫片面的对合与局部伸展方法：工作面的压、旋转与提拉。

（3）根据组织厚度，决定咬合长度。

手术技术入门

腹腔镜手术自出现以来，已经历了20余年。腹腔镜手术的快速发展，受益于器械的开发，其中包括20世纪90年代后半期开发的超声刀。超声刀通过工作面的振动与垫片面的组织固定，使组织变性、凝固并切断。为了防止组织变性不充分导致出血，以及为了达到高效切开，手术高手非常注重超声刀的使用。可以毫不夸张地说"要成为腹腔镜手术高手，首先请成为超声刀的操作高手"。希望读者能根据组织特点，注意空洞效应，掌握工作面与垫片面的闭合与局部组织伸展的技巧。

要点解说

1. 超声刀的工作原理是工作面振动，垫片面固定组织

超声刀开发之初，空洞效应与热损伤等不良事件备受关注，"如何远离组织使用超声刀"一直是人们讨论的话题。然而，超声刀在使用过程中，最重要的是工作面与垫片面的高效对合与适当张力下的组织展开。这样就可有效止血，快速凝闭组织，避免不良事件的发生。通常，如对合良好，除胃左动脉等大动脉以外的血管，凝闭都不成问题。垫片面即使接触组织，短时间内也不会有热损伤。

2. 工作面与垫片面的对合与局部伸展方法：工作面的压、旋转与提拉

超声刀使用的要点是，工作面、垫片面的对合与局部的伸展。紧密对合与局部伸展

的方法有：**1 工作面与垫片面夹闭对合**（图1-6-1-1A）；**2 旋转**（图1-6-1-1B）；**3 提拉**。根据凝闭切开组织的形态与旁边的脏器加以选择应用。

　　例如，处理胃的大网膜或小网膜等膜状结构时，工作面与垫片面紧密对合，形成局部的适当张力。另外，在进行胰腺上缘淋巴结清扫时，为了避免胰腺损伤，用超声刀夹住组织后，垫片面转向胰腺侧，完成刀头对合、局部伸展。

　　另外，工作面的前端靠近脏器，因空洞效应有导致损伤的风险，因此，轻轻提拉超声刀，使组织伸展。从工作面与垫片面的紧密对合这一点来说，提拉并不好，仅限于无法使用其他方法时使用。

工作面与垫片面对合与局部伸展的方法

「A」　　工作面与垫片面夹闭对合。

「B」　　旋转。

「C」　　提拉。

---

3. 根据组织厚度，决定咬合长度

　　工作面与垫片面对合后，影响凝闭效率的组织本身因素有：**1 组织厚度**、**2 组织硬**

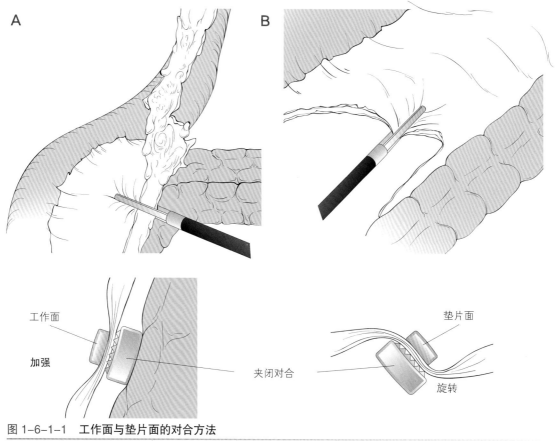

图 1-6-1-1　**工作面与垫片面的对合方法**

A. 夹闭对合　B. 旋转

度（结缔组织的含量）、**3** **液体成分（出血后的血液）的量**。其中，尤其需要注意的是组织的厚度。对于厚的组织，减少超声刀咬合的宽度，有助于工作面与垫片面的紧密对合（图 1-6-1-2A、B）。相反，对于薄的组织，可以增加咬合宽度（图 1-6-1-2C）。但对于膜状结构，结缔组织少，宜小幅咬合。

为了提高超声刀的凝闭效率，需小口咬合的有 5 种场合：即 **1** **厚的组织**、**2** **薄的膜性组织**、**3** **需离断的长度短**、**4** **脏器附近**、**5** **后方情况不明**。成为腹腔镜手术高手的必要条件是，成为超声刀操作的高手。必须保证不出血，快速、麻利地凝固、离断组织。

影响超声刀对合、凝闭效率的组织本身因素

「A」　　组织厚度。

「B」　　组织硬度（结缔组织的含量）。

「C」　　液体成分（出血后的血液）的量。

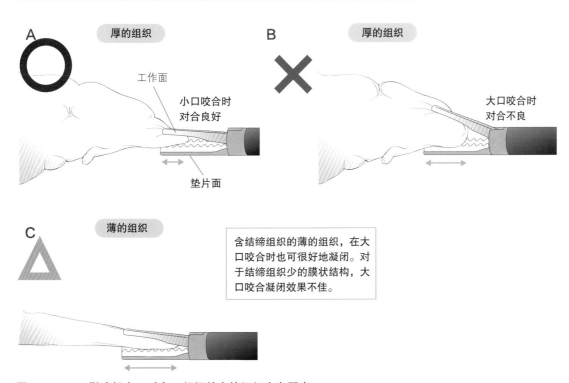

图 1-6-1-2　影响超声刀对合、凝闭效率的组织本身因素
A.厚的组织（○）B.厚的组织（×）C.薄的组织（△）

技术认定考试合格确认清单

□超声刀的使用要点（3）

□超声刀刀头对合方法（3）

□影响超声刀对合、凝闭效率的组织本身因素（3）

□超声刀需小口咬合的 5 种场合（5）

第6章　手术器械的使用

第2节　超声刀使用方法：组织的处理方法

技术认定考试合格的通行证

掌握在超声刀凝固、离断操作时的组织处理方法。

✔ 要点

（1）膜状结构的开窗是在左手钳子制造"小帐篷"后，用超声刀夹持凝固。

（2）剥离血管周围时，应考虑疏松结缔组织的范围与纤维方向。

（3）透明膜状结构的开窗，利用空洞效应法。

手术技术入门

超声刀是腹腔镜手术中经常使用的器械。如前所述，在使用过程中，很重要的一点是根据器械及组织的特点来进行凝固、离断操作。然而，初学者往往在凝固、切开操作前，对于超声刀刀头如何插入组织感到困惑，组织离断很花时间。另外，如不对摇旗操作进行确认或对刀头插入方向与深度不加确认，随性夹持、凝固、切开组织，则存在损伤其他脏器与血管的风险。为了安全使用超声刀，必须掌握组织的处理方法。

要点解说

1. 膜状结构的开窗是在左手钳子制造"小帐篷"后，用超声刀夹持凝固

胃的大网膜、小网膜及包绕胃肠主要血管的腹膜的处理，始于腹膜的开窗。开窗的方法最好是左手钳子呈"小帐篷"状抓持组织，于其附近用超声刀刀头前端夹持、凝固、切开组织（图1-6-2-1A）。如左手为展开术野，无法移动，则小口咬持组织，予以凝固、切开（图1-6-2-1B）。如大口咬持后凝固、切开，则可能损伤包绕其中的血管。在一处开窗后，将超声刀刀头的工作面或垫片面插入腹膜下，沿纤维方向移动、剥离，扩大膜的开口（图1-6-2-1C）。剥离的范围不必过长，刀头可插入即可。

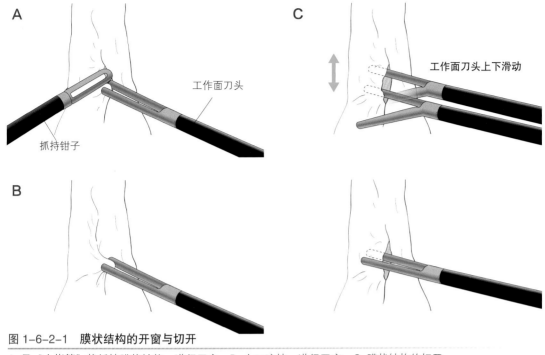

图 1-6-2-1　膜状结构的开窗与切开

A. 呈"小帐篷"状抓持膜状结构，进行开窗　B. 小口咬持，进行开窗　C. 膜状结构的切开

2. 剥离血管周围时，应考虑疏松结缔组织的范围与纤维方向

血管外膜附近及消化道的浆膜附近由疏松结缔组织构成。尤其是由腹膜后发出的较大血管的分叉附近，血管外膜与周围结缔组织之间疏松，无血管分支。因此，如利用剥离钳或超声刀的工作面，沿血管壁的纤维方向滑动，即可轻易剥离（图1-6-2-2A）。操作时，如刀头插入过深，超过血管宽度，则可能损伤深部结缔组织中的小血管，因此切记剥离要浅（图1-6-2-2B）。另外，沿纤维方向上下滑动进行剥离时，如有抵抗感，则可能存在小血管或神经，应停止这一操作，用超声刀开窗。

多数血管周围的剥离，可通过以上操作完成，但对于 **1较细的血管、2附近存在其他血管、3粘连病例等**，血管壁与周围结缔组织的结合致密，需采用剥离钳进行剥离。在血管分叉的稍偏末梢侧，于血管壁附近用剥离钳的尖端，垂直纤维方向，张开钳子进行剥离（**图1-6-2-3**）。

3. 透明膜状结构的开窗，利用空洞效应法

对于薄层的透明膜状结构，如后面明确无其他脏器，则用超声刀工作面的尖端顶住膜状结构，轻踩脚控踏板，利用空洞效应法开小口（图1-6-2-4）。插入工作面刀头后，夹持组织，凝固切开。如膜未开放，位于膜状结构后方的脏器不会出现空洞化损伤。另外，利用这种方法，在对膜状结构开窗时，对膜状结构施以适当的张力很重要。

技术认定考试合格确认清单

☐利用超声刀，于膜状结构处开窗（2）

☐血管周围的剥离方法（2）

☐透明膜状结构的开窗方法（2）

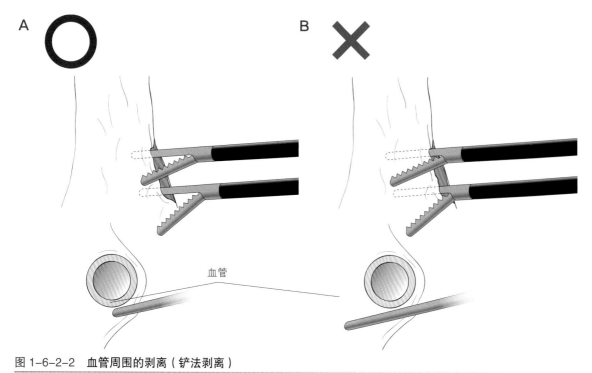

图 1-6-2-2　血管周围的剥离（铲法剥离）

A. 浅铲（○）　B. 深铲（×）

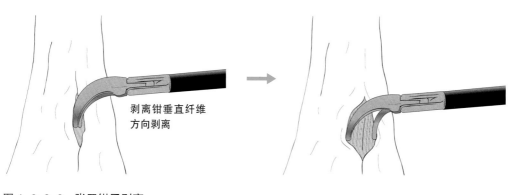

图 1-6-2-3　张开钳子剥离

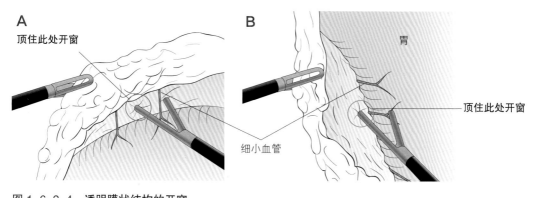

图 1-6-2-4　透明膜状结构的开窗

A. 膜状结构菲薄时（胃切除术中清扫 No.4d 淋巴结）
B. 膜状结构后面无危险时（胃切除术中清扫 No. 3 淋巴结）

第6章 手术器械的使用

第3节 基于血管闭合系统（Ligasure）特性的使用方法

> 技术认定考试合格的通行证
>
> **使拟离断组织厚度均一，通过安全的"面通电"闭合血管。**

✔ 要点

（1）剥离后，通过"面通电"处理组织。

（2）使组织厚度均一。

（3）预定离断血管的宽度与切割线。

手术技术入门

双极一直被广泛用于开腹手术中。双极的优点是，仅局部通电，对全身影响小。利用计算机控制的双极功能，结合内附的切割功能，开发出的血管闭合系统，在腹腔镜手术中也得到应用。其闭合处为一个面，故尖端并不锐利，不用于剥离操作，但其闭合能力比超声刀更可靠，可方便离断呈面状的结构与闭合血管。血管闭合系统与超声刀一样，已成为腹腔镜手术不可或缺的器械，应掌握其使用方法。

要点解说

1. 剥离后，通过"面通电"处理组织

血管闭合系统，是一种由计算机控制的双极系统，可实现组织电凝的设备（**图1-6-3-1**）。因此，抓持部位以外的组织并不通电，对其他脏器造成电损伤的风险小。然而，其通电为"面通电"，与超声刀相比，刀头较大，为插入组织，需剥离较大的空间。对于膜状结构的离断与剥离好的血管的闭合效果良好。需注意的是，对于未剥离的组织，直接抓持闭合，可能闭合不应离断的血管或造成重要脏器的损伤（**图1-6-3-2A、B**）。应牢记先剥离，再闭合血管。

2. 使组织厚度均一

使用血管闭合系统时，通过刀头夹持组织，并闭合、压榨组织。然后，通过计算机

控制，充分充电。需注意的是，如混有质硬组织，或组织厚度不均，闭合时可能导致通电不均（**图1-6-3-3A、B**）。应将拟离断的膜状结构或剥离后的组织展开，尽量调整至厚度一致再夹闭组织。闭合刀头后，使其呈合适的对合状态后，闭合组织。为达到良好的通电，应避免闭合出血或渗出多的组织或含有钛夹等金属物的组织。另外，通电时，为了避免造成热损伤，刀头应远离重要脏器。

3. 预定离断血管的宽度与切割线

血管闭合系统刀头的中央有内藏的刀片。为了实现"面通电"，刀头前端并无刀片，刀片的部分切割，有导致出血的风险（**图1-6-3-4A、B**）。闭合较粗大的血管时，应在刀片范围内进行闭合。另外，中枢侧与末梢侧闭合两次，可增加闭合的牢固性。使用血管闭合系统时，应记住"面通电"与刀片的范围。

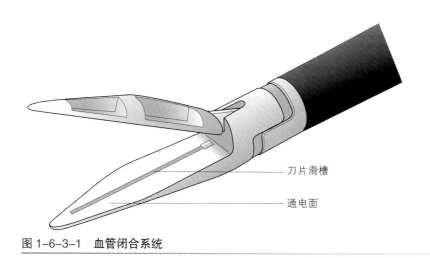

刀片滑槽

通电面

图 1-6-3-1　血管闭合系统

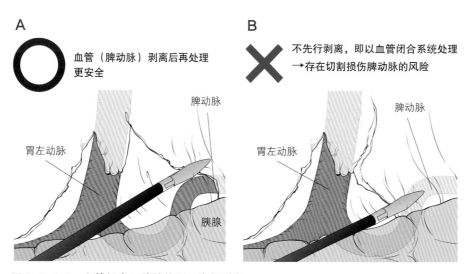

A

血管（脾动脉）剥离后再处理更安全

脾动脉

胃左动脉

胰腺

B

不先行剥离，即以血管闭合系统处理
→存在切割损伤脾动脉的风险

脾动脉

胃左动脉

图 1-6-3-2　血管闭合系统的使用：先行剥离

A. 先行剥离（○）
B. 未先行剥离，存在损伤重要血管或组织的风险（×）

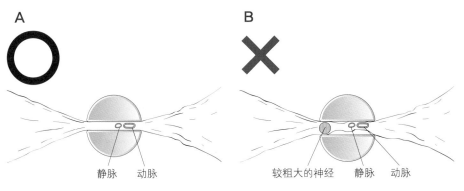

图 1-6-3-3 组织厚度与闭合
A. 厚度均一组织的闭合（〇）
B. 厚度不均一组织的闭合（×）

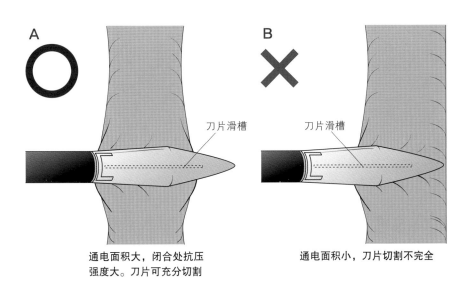

图 1-6-3-4 刀片可及的范围与闭合
A. 需闭合范围在刀片可及的范围内（〇）
B. 需闭合范围超出刀片可及的范围（×）

技术认定考试合格确认清单

使用血管闭合系统的要点（3）

第 7 章　组织切开

腹腔镜手术中组织切开的基本技术

> 技术认定考试合格的通行证
>
> **掌握不出血的组织切开技术。**

✔ 要点

（1）利用左手钳子及术者非优势手钳子形成术野：膜状结构与索状结构。

（2）术中非优势手钳子对局部的伸展：抓持位置、牵引方向、力度。

（3）根据切开离断器械的特点进行离断操作。

手术技术入门

在腹腔镜手术中，组织切开、离断多采用能量器械。使用能量器械时，将切开组织适当张开，离断速度更快。切开离断操作的要点在于，如何使组织适度伸展，如何使用能量器械。组织的适度伸展由左手操作，能量器械由右手操作完成。钳子操作都是杠杆运动，故与开腹手术相比，难度较大。

大家都知道"左右手的配合"，但无论哪位高手，左右手钳子同时运动都是困难的。在开腹手术中，非优势手也能发挥 **1 术野形成，2 组织的触知、挤压、伸展，3 协助优势手的功能**。在完成局部微调整，形成良好的术野后，非优势手回归静止。

在腹腔镜手术中，除无法触知、挤压组织外，其他与开腹手术相同，腹腔镜下非优势手钳子的作用是：**1 术野形成；2 组织的伸展；3 协助优势手钳子**。左手静止，将拟离断局部组织维持在最佳静止状态，必须知道非优势手钳子的作用。高手在切开、离断组织时，务必牢记非优势手钳子对局部给予适当张力，以形成、维持术野，优势手熟练使用切开器械。

> ### 腹腔镜手术中非优势手钳子的作用
>
> 「A」　术野形成。
>
> 「B」　组织的伸展。
>
> 「C」　协助优势手钳子。

要点解说

1. 利用左手钳子及术者非优势手钳子形成术野：膜状结构与索状结构

多数组织，可分为膜状结构与索状结构。对于看上去分辨不出两者的组织，在切开时，也是使其成为膜状结构或索状结构后进行离断。胃切除术涉及的大小网膜，大肠切除术涉及的肠系膜、后腹膜等都是膜状结构，而处理的血管根部是索状结构。

对于膜状结构，将膜向水平或垂直方向展开，暴露术野后加以离断，而对于索状结构，将其垂直展开，暴露术野后加以离断（**图 1-7-1**）。

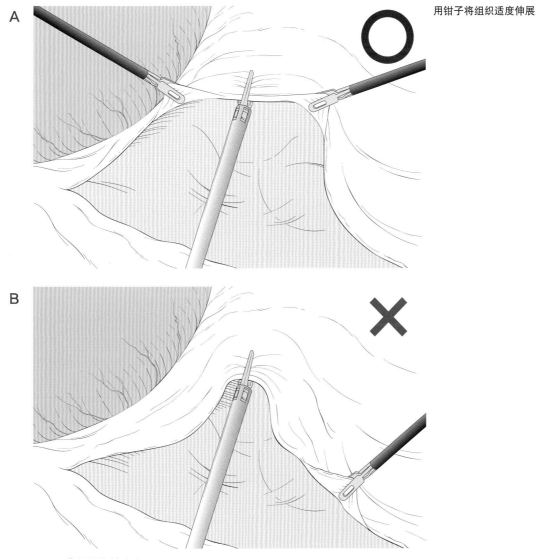

用钳子将组织适度伸展

图 1-7-1 膜状结构的离断

A. 适度伸展的膜状结构的离断（○）
B. 未展开的膜状结构的离断（×）

2. 术中非优势手钳子对局部的伸展：抓持位置、牵引方向、力度

组织切开离断一般采用超声刀或血管闭合系统。对于膜状结构，非优势手钳子抓持组织，通过 **1 确认膜状结构的表、里，2 使切开面与优势手钳子平行，3 使预定离断线与优势手钳子方向一致**，形成良好的术野。

对于索状结构，非优势手钳子抓持组织，通过 **1 确认索状结构的表、里，2 抓持索状结构，3 使索状结构呈垂直位**，形成良好的术野。

切开离断时，将拟切开处展开（适当的张力）非常重要，形成术野的非优势手钳子的 **1 抓持位置（拟切开离断处近旁）、2 牵拉方向、3 张力很重要**（图1-7-2）。也就是，切开离断时，把握 **1 抓持何处、2 向何方牵拉、3 用多大力度**，对术野进行微调整。

非优势手钳子形成术野的要点

「A」 抓持位置（拟切开离断处近旁）。

「B」 牵拉方向。

「C」 张力很重要。

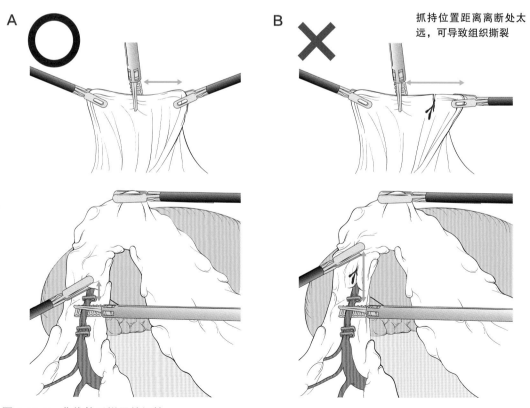

抓持位置距离离断处太远，可导致组织撕裂

图1-7-2 非优势手钳子的抓持

A.抓持位置良好（○） B.抓持位置不良（×）

3. 根据切开离断器械的特点进行离断操作

需根据器械的特点进行切开离断操作。超声刀是通过工作面的振动能量，使组织变性、切割。因此，应使工作面与垫片面对合，给予拟切开处适当张力。因此，在进行超声刀切开操作时，**1 将工作面朝垫片面推压；2 夹持组织后，刀头轻轻旋转；3 抓持组织后，轻轻牵拉（无法推压或旋转时）**（**图1-7-3**）。切开操作时，确切止血很重要。

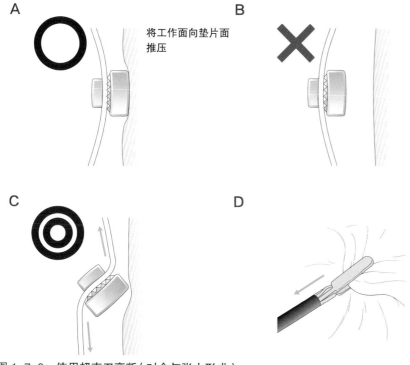

图 1-7-3　使用超声刀离断（对合与张力形成）

A. 将工作面向垫片面推压（○）
B. 离断时对合与张力不良（×）
C. 夹持组织后轻轻旋转（○）
D. 夹持组织后轻轻牵拉（无法推压与旋转时）（○）

超声刀确切止血与切开离断的要点

「A」　　将工作面朝垫片面推压。

「B」　　夹持组织后，刀头轻轻旋转。

「C」　　抓持组织后，轻轻牵拉（无法推压或旋转时）。

技术认定考试合格确认清单

□腹腔镜手术非优势手钳子的作用（3）

□离断膜状结构的要点（3）

□离断索状结构的要点（3）

□组织离断时，非优势手钳子在术野形成中的要点（3）

□利用超声刀安全进行离断操作的要点（3）

第8章 组织剥离

腹腔镜手术中组织剥离的基本技巧

技术认定考试合格的通行证

根据组织（结缔组织）特点（①生理性融合面；②粘连处；③血管、淋巴结）掌握剥离操作技巧。

✔ 要点

（1）生理性融合层面，通过钳子的钟摆运动与组织推压进行剥离。

（2）非生理性粘连处，寻找粘连点（金字塔顶点）。

（3）为显露血管或清扫淋巴结而进行剥离的要点是"局部的展开""剥离面的方向"和"纤维的分开"。

手术技术入门

腹腔镜手术存在无法触摸组织的缺点。但腹腔镜手术中由于具有视野放大的效果，可看到微小的血管与单根的结合纤维。消化外科中剥离操作可谓是手术的基础，因此手术高手也是剥离操作的高手。胃切除术或大肠切除术中，需进行剥离的有：**1生理性融合层面；2粘连部位；3为显露血管或清扫淋巴结而进行剥离**等情况。尤其是消化道手术，多为熟练利用生理性粘连层面的手术，被称为膜的手术。胃手术中，生理性融合层面有胰头前方、胰腺体尾部后方等；大肠手术中，生理性融合层面有结肠系膜后叶与后腹膜、直肠固有筋膜与腹下神经前筋膜的融合等。

另外，腹腔内非生理性粘连也有很多，程度各异。剥离粘连，使其恢复原有解剖学位置，应避免误判，导致其他脏器损伤。

癌症手术，并非仅仅去除原发灶，尚需清扫淋巴结。通常淋巴结位于血管周围，清扫淋巴结，应力求在根部离断血管，也应剥离血管周围组织。

需进行剥离操作的场景

「A」 生理性融合层面。

「B」 粘连部位。

「C」 为显露血管或清扫淋巴结而进行剥离等情况。

要点解说

1. 生理性融合层面，通过钳子的钟摆运动与组织推压进行剥离

生理性融合层面内无大的血管（交通支）。生理性融合层面在胃切除术中有胰头前方与 No.11p 淋巴结清扫时的胰腺后方融合层面，而大肠切除术中，有肠系膜与后腹膜的融合等。对于膜性结构与立体结构的融合，剥离操作不尽相同。

如拟剥离的为膜状结构，则将拟剥离面的膜向拟剥离方向轻轻牵引，可辨认融合层面（**图 1-8-1A**）。将拟剥离的膜状结构物向前轻轻牵拉，层面内插入钳子，如扇形摆动，则可容易剥离（**图 1-8-1B、C**）。此时的关键在于沿纤维方向行扇形剥离。

如拟剥离的为较厚的膜状结构或立体结构，则将拟剥离组织向剥离方向稍稍压迫，可确认融合层面（**图 1-8-2A**）。对融合处施以适当张力，其近旁的对侧用电铲压迫，对融合层面进行剥离（**图 1-8-2B**）。对于较致密的融合部位，通电后使融合处开放，则剥离较容易。

类似以上的生理性融合层面一般容易剥离，直肠手术中，膜状结构的融合致密，有时 2 层膜融合成 1 层。在这种情况下，只能途中改变剥离层面。

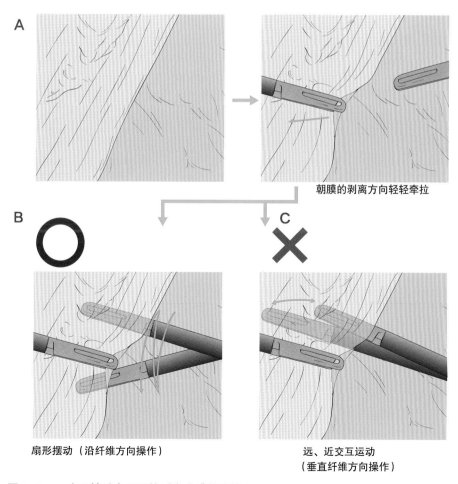

朝膜的剥离方向轻轻牵拉

扇形摆动（沿纤维方向操作）　远、近交互运动（垂直纤维方向操作）

图 1-8-1　生理性融合层面的剥离（膜状结构）

A. 牵拉以辨认融合层面　B. 融合层面的剥离（○）　C. 融合层面的剥离（×）

2. 非生理性粘连处，寻找粘连点（金字塔顶点）

非生理性粘连处，即粘连的特征是：**1 粘连处无血管；2 存在粘连的两端；3 存在背面（开腹手术中，非优势手可伸入粘连处的背面）**（图1-8-3A、B）。将粘连处向剥离方向轻轻牵拉，则可形成金字塔形状的术野。以非优势手钳子夹持顶点附近，行摇旗操作，确认其背面，用超声刀从粘连的顶点开始进行小幅凝固、切开（**图1-8-4**）。

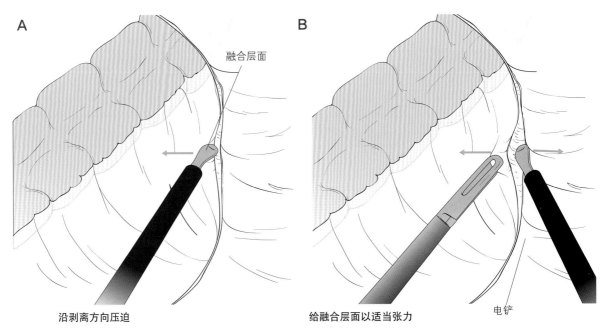

图1-8-2　生理性融合层面的剥离（立体结构）

A. 融合层面的确认方法
B. 融合层面的剥离方法

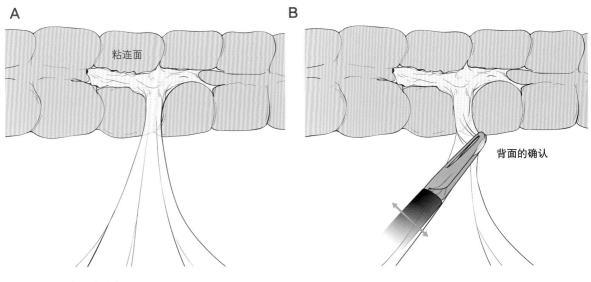

图1-8-3　粘连的特点

A. 粘连处无血管，存在粘连的两端（从一端开始剥离）
B. 通过摇旗操作，确认粘连处的背面

3. 为显露血管或清扫淋巴结而进行剥离的要点是"局部的展开""剥离面的方向"和"纤维的分开"

　　为显露血管根部或清扫血管周围淋巴结，剥离操作不同于上述针对生理性融合或粘连的剥离。即腹膜切开后，用剥离钳将纤维分开。操作中，重要的是：**1 将局部适当展开**（图1-8-5A）；**2 使剥离面的方向与剥离钳成直角**（图1-8-5B）；**3 剥离钳沿纤维组织劈开方向操作**（图1-8-5C）。利用剥离钳进行剥离时，可根据组织学特性，必须考虑①剥离点、②剥离幅度、③剥离方向、④剥离深度、⑤剥离部位数目等。一般"剥离点"选择组织较薄、无血管处，即**1 血管分叉处附近、2 血管外膜附近、3 消化道浆膜附近作为剥离点较合适**。剥离幅度，能最少范围插入器械刀头即可。将剥离钳的开腿方向垂直纤维的走行方向。剥离时，应记住"先浅后深"。"剥离操作的高手就是手术高手"——请记住根据组织学特性进行剥离操作。

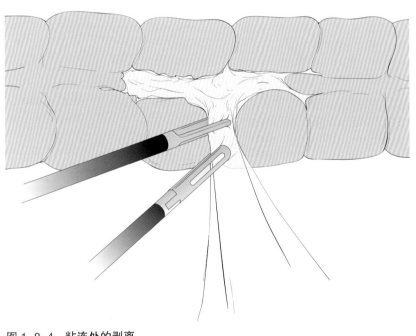

图1-8-4　粘连处的剥离

技术认定考试合格确认清单

□需进行剥离操作的3个场景

□生理性融合层面的剥离方法（2）

□非生理性粘连的特征

□为便于剥离进行局部微调整的诀窍（3）

□剥离操作五要素

□选择剥离点的部位（3）

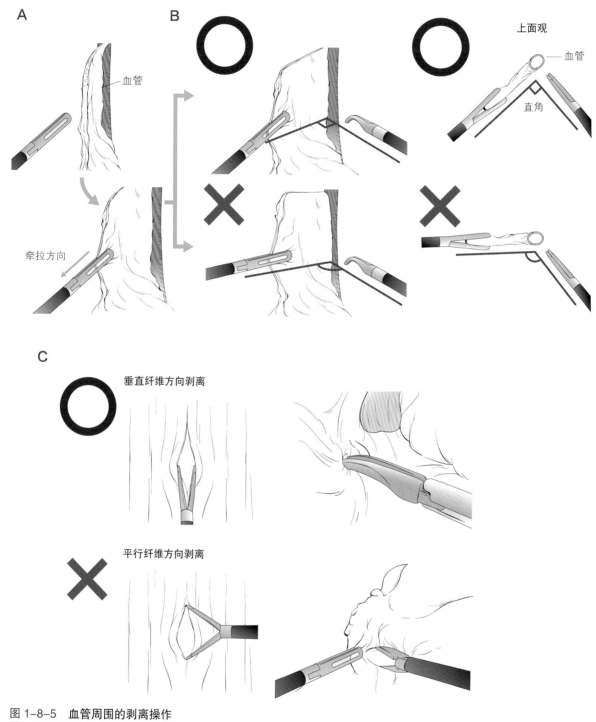

图 1-8-5　血管周围的剥离操作

A. 血管周围的展开方法（远离血管方向）
B. 剥离面的方向（垂直剥离钳）
C. 剥离钳的开腿方向（垂直结缔组织的纤维走行方向）

第9章 血管的处理

腹腔镜手术中血管处理的基本技巧

技术认定考试合格的通行证

掌握血管根部的显露及其闭合的基本技巧。

✔ 要点

（1）根据血管特点（解剖位置、走行、变异亚型等）选择入路。
（2）术野形成与血管根部的剥离操作。
（3）血管闭合的诀窍。

手术技术入门

在胃、大肠的腹腔镜手术中，在显露主要血管的根部后，进行血管的闭合与离断，这就是伴淋巴结清扫的癌症手术的基本要求。为了安全进行上述操作，必须掌握血管的解剖知识及血管亚型。另外，也必须根据腹部CT等检查，理解不同患者特有的血管形态。如今，腹部CT可谓是"手术的设计图"，有助于理解血管形态。

另外，对血管根部周围组织进行剥离时，应力求根据其组织学特性进行操作。

对于血管的处理，通常的做法是在用夹子夹闭后，用超声刀凝固、离断。近年来，人们开发出计算机控制的基于双极的血管闭合系统，对血管进行闭合、离断。因此，必须掌握安全处理血管的技术。

要点解说

1. 根据血管特点（解剖位置、走行、变异亚型等）选择入路

显露血管根部时，一般需要知道：**1血管的位置（血管与腹膜的位置关系）；2血管分支的方向；3血管的亚型**。而且，通过术前CT理解每个患者特有的血管形态很有必要。诚如"术前CT是手术的设计图"，掌握相关的知识，则可选择合适的入路。

例如，在腹腔镜胃切除术中，胃左动脉位于胃胰皱襞内侧（**图1-9-1A**）。因此，切开右侧膈肌脚表面腹膜，即可显露胃左动脉的根部（**图1-9-1B**）。另外，胃左动脉根部

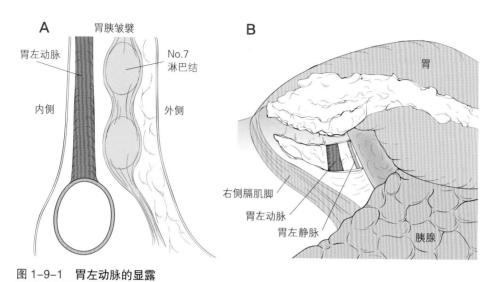

图 1-9-1 胃左动脉的显露

A. 胃左动脉的位置
B. 右侧膈肌脚表面腹膜的切开

附近无血管分支，胃左动脉根部的左侧较易剥离。

血管亚型的存在，可能导致严重的并发症。腹腔镜胃切除术中，应注意腹腔动脉的分支亚型（Adachi 分型），术前通过腹部增强 CT 确认。设计手术时，具体到诸如"位于距离'某某''XX'几厘米处"之类的细节非常重要。切记"术前疏于评估，可能导致严重并发症"。

显露血管根部时的必备知识

「A」　血管的位置（血管与腹膜的位置关系）。

「B」　血管分支的方向。

「C」　血管的亚型。

2. 术野形成与血管根部的剥离操作

为了显露血管根部，需将血管适当伸展。腹腔内脏器多由腹膜后大血管发出的分支供血。因此，术野显露的基本做法是将脏器上提，使包绕血管的索状结构呈垂直状。例如，在腹腔镜胃切除术中，处理胃网膜右动静脉或胃网膜左动静脉时，将血管提直（**图 1-9-2A、B**）。

另外，走行于系膜内的血管，其系膜呈扇形，将其垂直上提。在腹腔镜胃切除术中显露胃右动静脉根部、腹腔镜直肠切除术中显露肠系膜下动脉根部时，都通过以上技巧形成术野（**图 1-9-3**）。

剥离主要动脉的根部时，应了解：**1根部附近无分支血管；2血管外膜附近结缔组织疏松；3纤维走行与血管走行一致**。剥离操作时，应根据以上的组织学特性进行剥离。换言之，在血管根部的血管外膜附近，以剥离钳垂直纤维组织的走行进行剥离。

3. 血管闭合的诀窍

用夹子闭合血管时，重要的是：**⓵上夹子的部位，需充分剥离血管周围；⓶确认夹子的两个头端跨越血管；⓷注意夹子可能空夹、错开、叠打等**（图1-9-4）。另外，需保护组织。上夹子后，稍偏离夹子，用超声刀进行离断。

近年来，随着机器的开发，基于计算机控制双极电凝的血管闭合系统得到普及。虽然不适合进行剥离等精细操作，但血管闭合效果非常好。

无论采用哪种方法，对于血管壁菲薄的静脉，凝固或闭合都可能不充分，需引起注意。

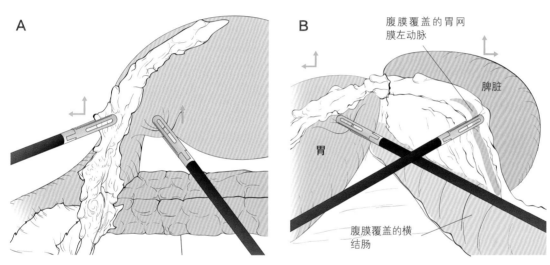

A

B

腹膜覆盖的胃网膜左动脉

脾脏

胃

腹膜覆盖的横结肠

图1-9-2　处理血管根部时的术野形成

A. 胃网膜右动静脉根部的处理
B. 胃网膜左动静脉根部的处理

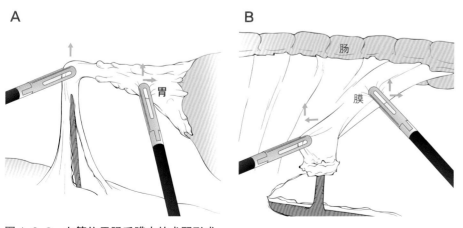

A

B

肠

胃

膜

图1-9-3　血管位于肠系膜内的术野形成

A. 胃右动静脉根部的处理
B. 肠系膜下动脉的处理

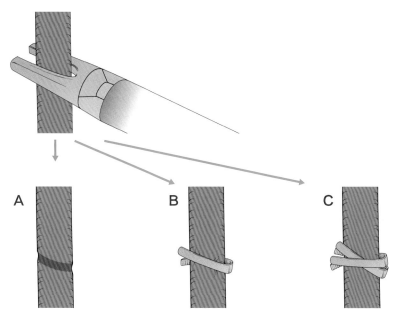

图 1-9-4　上血管夹的注意点（上夹子不良的病例）

A. 空夹
B. 错开
C. 叠打

技术认定考试合格确认清单

□显露血管根部时的必备知识（3）

□主要动脉根部的组织特点（3）

□上夹子的注意点（3）

第 10 章　脏器的离断

直线切割闭合器离断胃与大肠的诀窍

> 技术认定考试合格的通行证
>
> **掌握确切的直线切割闭合器 B 形成钉的技巧。**

✔ 要点

（1）均一的消化道管壁厚度与钉腿高度。

（2）直线切割闭合器的离断方向（与环形肌的关系）。

（3）阻碍与破坏直线切割闭合器 B 形成钉的因素（盲端的处理）。

手术技术入门

近年来，开腹手术也经常使用自动缝合器。开发自动缝合器的目的是，最大限度减少术中污染，同时进行组织的闭合与离断。自动缝合器通过组织的外翻对合，不同于传统的内翻或逐层缝合，此前一直有赞成与反对的两种声音。然而，临床上发现，自动缝合器并未增加吻合口漏或吻合口狭窄的发生率，故逐渐得以普及。在腹腔镜手术中，胃肠切除时也经常使用直线切割闭合器。近年来，直线切割闭合器演变为双侧 3 排钉、中间通过刀片的构造。使用自动缝合器时，非常重要的是闭合钉呈确切的 B 形成钉。使用直线切割闭合器时，为实现确切的 B 形成钉，必须熟知影响 B 形成钉的原因及其预防方法。

要点解说

1. 均一的消化道管壁厚度与钉腿高度

在对消化道进行安全、确切的闭合与离断时，最重要的是闭合钉的 B 形成钉（**图1-10-1**）。为了达到牢靠的 B 形成钉，重要之处是：**1 均一的消化道管壁厚度**；**2 与之相适应的钉腿高度**；**3 去除影响 B 形成钉的因素**。吻合器有直线型与管型两类。直线切割闭合器 B 形成钉后的高度以不同的颜色区分（**表 1-10-1**）。一般十二指肠、空肠用白钉闭合，胃肠用蓝钉闭合，而管型吻合器的成钉高度由旋转的松紧决定（**图1-10-2A、B**）。

闭合钉（B 形成钉）

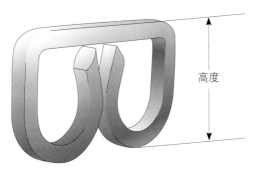

高度

图 1-10-1　直线切割闭合器的 B 形成钉

表 1-10-1　直线切割闭合器钉腿高度与钉仓颜色（Covidien 提供）

种类	灰色	白色	蓝色	绿色
钉腿直径	0.21mm	0.21mm	0.21mm	0.23mm
闭合前	3.0 mm / 2.0mm	3.0 mm / 2.5mm	3.0 mm / 3.5mm	3.0 mm / 4.8mm
闭合后	0.75mm	1.0mm	1.5mm	2.0mm
缝合长度	30mm、45mm	30mm、45mm、60mm	30mm、45mm、60mm	45mm、60mm
主体直径	12mm	12mm	12mm	15mm

牢靠的 B 形成钉要点

「A」　均一的消化道管壁厚度。

「B」　与之相适应的钉腿高度。

「C」　去除影响 B 形成钉的因素。

2. 直线切割闭合器的离断方向（与环形肌的关系）

　　在胃肠疾病的腹腔镜手术中，直线切割闭合器用于胃的离断、肠管的离断与功能性端端吻合。使用直线切割闭合器时，离断方向对术后功能也有一定影响。如**图 1-10-3**

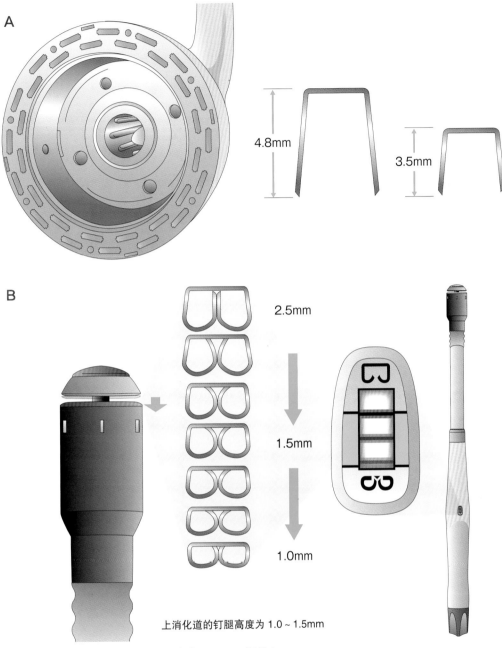

图 1-10-2 直线切割闭合器的构造（Covidien 提供）

A. 管型吻合器
B. 管型吻合器的高度

所示，斜向离断胃大弯，则环形肌也被斜向离断，三角区域就不产生蠕动。同样，如**图
1-10-4** 所示，大肠局部切除时，如沿长轴方向离断，则该处的蠕动停止，可导致功能性
狭窄。使用直线切割闭合器行胃肠离断时，必须考虑环形肌离断后对蠕动的影响。

3. 阻碍与破坏直线切割闭合器 B 形成钉的因素（盲端的处理）

为了确切闭合组织，直线切割闭合器的闭合钉需确切 B 形成钉。影响 B 形成钉的因素有：**1消化道管壁厚度不均（溃疡瘢痕、憩室等）；2神经纤维；3肠管壁皱缩等**（**图1-10-5**）。在这些存在影响因素的部位，尽量避免使用直线切割闭合器。如一定要用，则需行全层加强或内翻缝合。

另外，闭合钉 B 形成钉后，某些操作会破坏成钉。在胃切除手术中，Roux-en Y 吻合的十二指肠残端或直肠切除术后的吻合口存在"狗耳朵"（dog's ear）。3 排钉闭合线行包埋缝合时，如靠近闭合线进针，则可使闭合钉钉腿分开，故包埋缝合时，必须稍远离闭合线，避免闭合钉钉腿分开（**图 1-10-6**）。

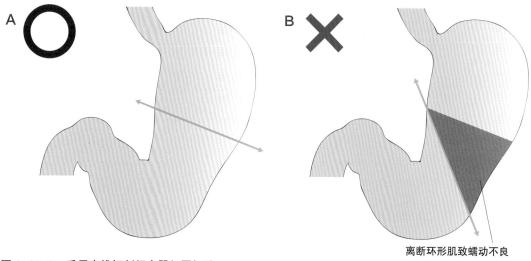

离断环形肌致蠕动不良

图 1-10-3　采用直线切割闭合器行胃切除

A. 离断线良好（○）
B. 离断线不良（×）

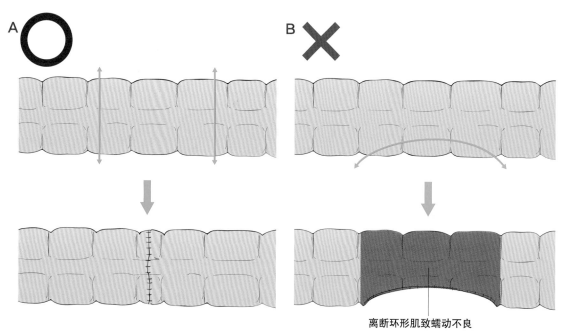

离断环形肌致蠕动不良

图 1-10-4　采用直线切割闭合器行大肠局部切除

A. 离断线良好（○）
B. 离断线不良（×）

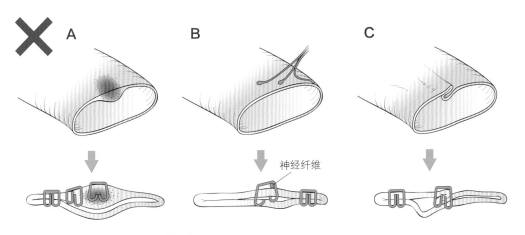

图 1-10-5 影响闭合钉 B 形成钉的因素

A. 消化道管壁厚度不一
B. 神经纤维
C. 肠管壁皱缩

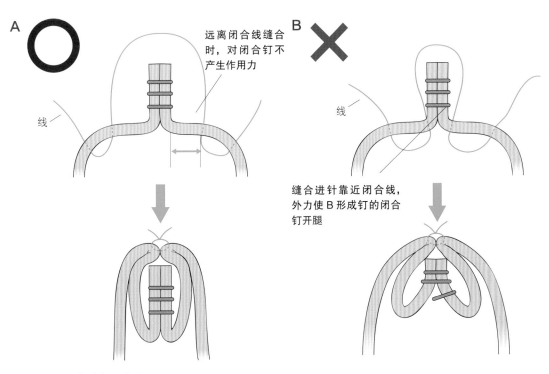

图 1-10-6 盲端包埋方法

A. 离断线良好（○）
B. 离断线不良（×）

技术认定考试合格确认清单

□使用直线切割闭合器时，闭合钉 B 形成钉的要点（3）

□影响闭合钉 B 形成钉的因素（3）

第11章　出血的止血

腹腔镜手术中的止血方法

> 技术认定考试合格的通行证
>
> **掌握出血控制的判断与止血技巧。**

✔ 要点

（1）纱布压迫或钳夹中枢侧→吸引的同时，选择止血方法。

（2）腹腔镜下3个止血方法：上夹子、使用超声刀、电凝（血管闭合系统等）。

（3）中转开腹也是选择之一。

手术技术入门

　　腹腔镜手术的特点之一是具有放大效应。其优点是可以见到单根的纤维组织，但反过来，缺点是少量出血就可能导致术野不良。另外，腹腔镜手术的缺点之一是缺乏触觉。因此，不同于开腹手术，腹腔镜手术中发生出血，往往难以即刻夹住出血部位进行止血。

　　因此，止血难度大也是腹腔镜手术的特点之一。安全进行腹腔镜手术，重要的是：**1 力求无血手术；2 小的出血也即时止血；3 掌握腹腔镜下独有的止血方法。**腹腔镜手术应争取做到"术野干燥"。

> **关系到腹腔镜手术安全的事项**
>
> 「A」　力求无血手术。
>
> 「B」　小的出血也即时止血。
>
> 「C」　掌握腹腔镜下独有的止血方法。

要点解说

1. 纱布压迫或钳夹中枢侧→吸引的同时，选择止血方法

　　腹腔镜手术中，出血的原因是：**■ 抓持、牵拉损伤；■ 血管损伤；■ 血管闭合不完全等**。发生出血后，首先用纱布压迫出血部位或用钳子夹住出血部位的中枢侧。出血势头减弱后，在吸引的同时，考虑：**■ 是动脉性出血还是静脉性出血？ ■ 什么血管出血，其中枢侧在哪？ ■ 是怎样的损伤？** 选择止血的方法（**图 1-11-1**）。通过纱布压迫或钳夹操作，有望控制出血者，可腹腔镜下止血，如控制不良，则考虑中转开腹。

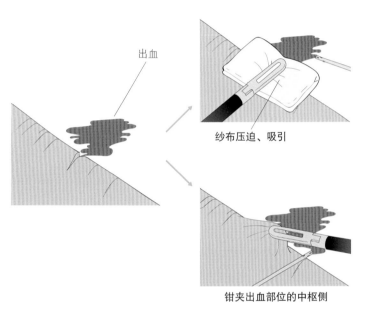

出血

纱布压迫、吸引

钳夹出血部位的中枢侧

图 1-11-1　腹腔镜下可行的止血操作：压迫与钳夹

选择止血方法时需考虑的问题

「A」　　是动脉性出血还是静脉性出血？

「B」　　什么血管出血？其中枢侧在哪？

「C」　　是怎样的损伤？

---

2. 腹腔镜下 3 种止血方法：上夹子、使用超声刀、电凝（血管闭合系统等）

　　腹腔镜下止血有 3 种方法，即 **■ 上夹子、■ 使用超声刀、■ 电凝（血管闭合系统等）**。如出血点明确，则于出血部位的中枢侧上夹子止血。如为渗血，则利用超声刀或电凝（血管闭合系统）进行电凝止血（**图 1-11-2**）。电凝止血为点状止血，夹子或超声刀止血为线状止血，而血管闭合系统止血为面状止血（面状双极）。必须考虑：**■ 机器的止血效率；■ 组织的性状；■ 出血的类型**，选择止血方法（**表 1-11-1**）。因此，应力求根据机器的特点进行止血操作。另外，近年来，也有人利用纤维胶止血（渗血）。

3. 中转开腹也是选择之一

动脉性出血，用纱布压迫或钳夹无法控制，或者粗大静脉损伤导致的出血，腹腔镜下视野不良，为了减少出血量，腹腔镜下用纱布压迫，并中转开腹。首先，做可容纳手出入的切口，将手伸入腹腔用手止血。然后，延长切口，在维持用手压迫的同时，进行吸引，暴露术野，明确出血部位，行开腹止血操作。

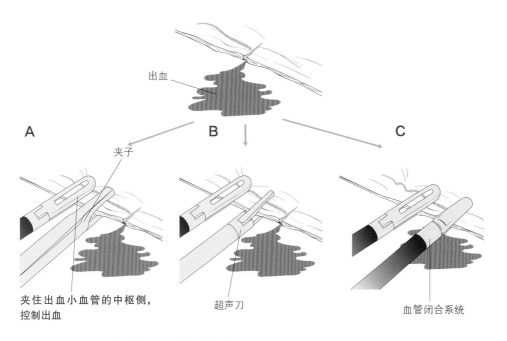

图 1-11-2　用于腹腔镜下止血的能量器械

A. 夹子　B. 超声刀　C. 血管闭合系统

表 1-11-1　腹腔镜下止血方法的选择

出血源头	止血方法			
	电凝	上夹子	使用超声刀	血管闭合系统
膜状结构（可夹住）	△（深处不可）	○	○	◎
皱襞样立体表面	○	○	○	○
非皱襞样立体表面	○	×	△（头端为双极）	×
血管损伤	×	○	○	◎

技术认定考试合格确认清单

□腹腔镜手术出血的原因（3）

□看清出血（3）

□腹腔镜下止血方法（3）

□止血方法的选择要点

第12章 "连接"脏器

避免吻合口并发症发生的吻合技巧

技术认定考试合格的通行证

掌握直线切割闭合器的功能性端端吻合技术。

✔ 要点

（1）防止功能性端端吻合的吻合口漏。

（2）防止功能性端端吻合的吻合口出血。

（3）防止功能性端端吻合的吻合口狭窄。

手术技术入门

近年来，消化道吻合多采用直线切割闭合器行功能性端端吻合。因该吻合方式为消化道的侧侧吻合，吻合处为浆膜对合，故在引入之初，外科医生之间争议颇多。但随着直线切割闭合器频繁用于缝合或吻合，这种担心一扫而光。本来自动缝合器就是为了避免腹腔内消化液污染、安全进行消化道吻合而设计出来的，因此，这种方法有望减少细菌感染性并发症的发生。

使用直线切割闭合器行功能性端端吻合时，必须考虑的并发症有：**1 吻合口漏**；**2 吻合口出血**；**3 吻合口狭窄**。为了防止发生这些并发症，应了解直线切割闭合器的特性，根据消化道的特点进行缝合、吻合。

侧侧吻合（功能性端端吻合）必须考虑的并发症：

「A」 吻合口漏。

「B」 吻合口出血。

「C」 吻合口狭窄。

要点解说

1. 防止功能性端端吻合的吻合口漏

　　腹腔镜下直线切割闭合器有 3 排钉，根据刀片推进模式可分为两类。一类为激发时，刀片自根部逐步推进，另一类为刀片一开始就切割。这都是为了便于 3 排钉的确切 B 形成钉，足见闭合钉 B 形成钉的重要性。使用直线切割闭合器行功能性端端吻合时，出现吻合口漏的原因有：**1直线切割闭合器使用不当；2吻合口血运障碍；3吻合口的机械性牵拉等。**

　　消化道的血管位于伸展良好的消化道管壁中，从浆膜面向黏膜面走行，并从黏膜面向浆膜面回流。产生吻合口血运障碍的主要原因是静脉回流障碍（**图 1-12-1**）。因此，吻合口漏多发生在术后 4 ~ 5 天。静脉回流障碍的原因是：**1消化道内压升高；2吻合口张力；3消化道扭转等。**术后麻痹性肠梗阻、细菌性肠炎、伴胰漏的肠麻痹等，导致消化道内压升高，管壁静脉回流障碍。另外，对于既往有腹部手术史的患者，腹腔内新形成的粘连，导致机械性肠梗阻或增加吻合口张力，引起静脉回流障碍。此外，结肠肝曲切除吻合患者，功能性端端吻合的肠袢下垂，引起肠管扭曲、静脉回流障碍。吻合时，应切记避免有以上可能导致吻合口静脉回流障碍的原因。

　　另外，对于吻合口的机械性牵拉，最易出现问题的是功能性端端吻合的所谓"裆"部。为了促进该处愈合，加强缝合 1 ~ 2 针尤为重要（**图 1-12-2**）。

2. 防止功能性端端吻合的吻合口出血

　　使用直线切割闭合器行功能性端端吻合时，导致吻合口出血的原因有：**1消化道管壁厚薄不均，闭合钉的 B 形成钉不确切；2大肠手术时，激发时肠脂垂或大网膜等一并卷入，离断了隐藏在其中的小动脉；3吻合口存在张力，闭合钉脱落等**（**图 1-12-3**）。使用直线切割闭合器行消化道侧侧吻合时，重要的有：**1根据消化道管壁厚度选择合适的钉仓；2激发时，确认无其他组织卷入；3激发后，确认消化道内腔无出血。**另外，消化道的系膜侧与对系膜侧的管壁厚度有细微差别，安装闭合器时，尽量于对系膜侧，平行系膜附着线安装，有助于防止出血（**图 1-12-4**）。

使用直线切割闭合器行消化道侧侧吻合时避免出血的要点

「A」　　根据消化道管壁厚度选择合适的钉仓。

「B」　　激发时，确认无其他组织卷入。

「C」　　激发后，确认消化道内腔无出血。

---

3. 防止功能性端端吻合的吻合口狭窄

　　使用直线切割闭合器行功能性端端吻合，与通常的管型吻合器吻合相比，吻合口周径更长，不易出现吻合口的机械性狭窄。利用切割直线闭合器行功能性端端吻合时，**1切**

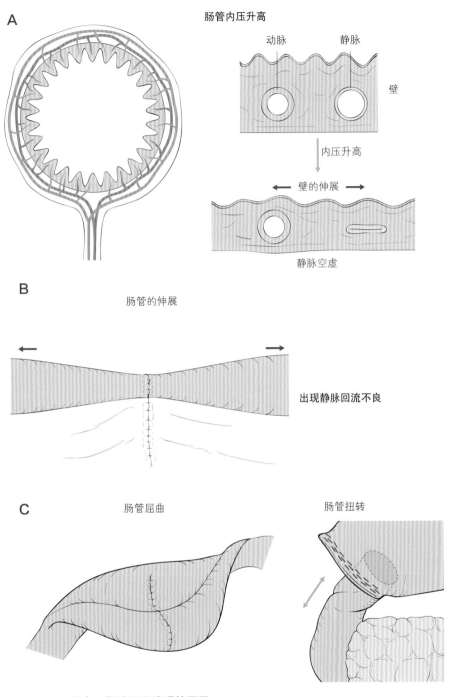

A

肠管内压升高

动脉　静脉

壁

内压升高

←　壁的伸展　→

静脉空虚

B

肠管的伸展

出现静脉回流不良

C

肠管屈曲　　　　　　　　肠管扭转

图 1-12-1　吻合口静脉回流障碍的原因

A. 消化道内压升高导致静脉回流障碍
B. 张力导致静脉回流障碍
C. 屈曲或扭转导致静脉回流障碍

断胃肠的环形肌（成为蠕动不良之处），2 3 排钉闭合线呈带状，出现变硬、变形，3 闭合线的粘连等可导致狭窄症状。对于 1，离断胃肠环形肌，见于胃切除时的口侧离断线或沿大肠的长轴方向闭合时；对于 2，在吻合的最后阶段，用直线切割闭合器关闭共同开口时，因关闭方向不同，可能出现肠管变形，导致狭窄症状（**图 1-12-5**）。为了防止 3，闭合线粘连，重要的是在关闭共同开口时，将前后的闭合线人为错开。

吻合时，必须掌握吻合口漏、吻合口出血及狭窄的预防技巧。

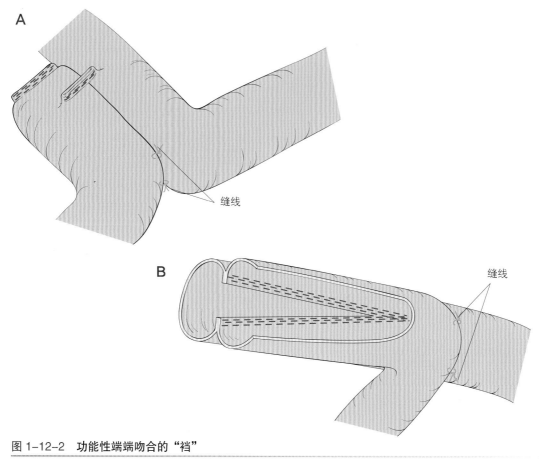

图 1-12-2 功能性端端吻合的"裆"

A. 加强缝合
B. 内腔示意图

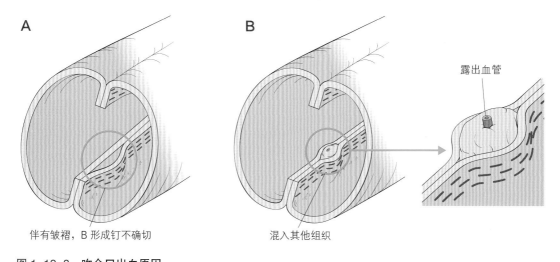

图 1-12-3 吻合口出血原因

A. B 形成钉不确切
B. 闭合处混入其他组织

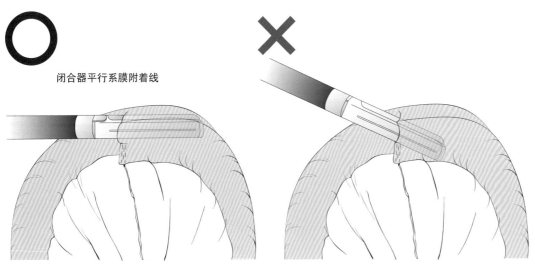

闭合器平行系膜附着线

图 1-12-4 功能性端端吻合的位置与方向

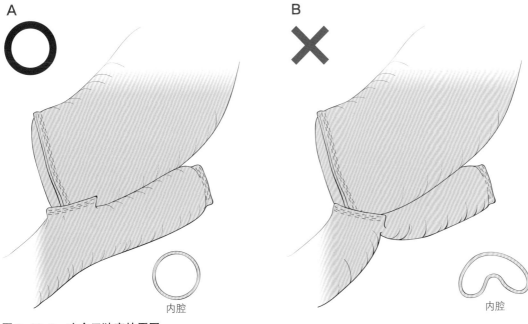

A

B

内腔

内腔

图 1-12-5 吻合口狭窄的原因

A. 共同开口的闭合方向（○）
B. 共同开口的闭合方向与变形狭窄（×）

技术认定考试合格确认清单

□ 使用直线切割闭合器行功能性端端吻合时出现吻合口漏的原因（3）

□ 吻合口静脉回流障碍的原因（3）

□ 使用直线切割闭合器行功能性端端吻合时发生吻合口出血的原因（3）

□ 使用直线切割闭合器行功能性端端吻合时发生吻合口狭窄的原因（3）

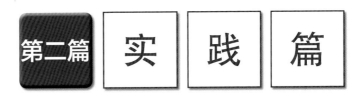

第二篇 实 践 篇

第1部分　腹腔镜下远端胃切除术

第1章　手术顺序

技术认定考试合格的通行证

可按照流畅的顺序进行腹腔镜下胃切除术。

手术流程

1. 大弯侧的处理（图2-1-1-1）

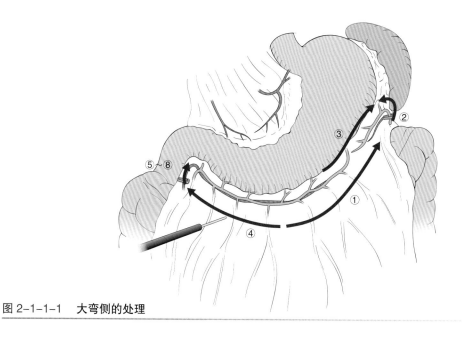

图 2-1-1-1　大弯侧的处理

①大弯侧、胃结肠韧带的离断（左半部分）　　　　　　[→ p.93]

②胃网膜左动静脉的离断　　　　　　　　　　　　　　[→ p.117]

③ No.4d 淋巴结的清扫　　　　　　　　　　　　　　[→ p.117]

④大网膜、胃结肠系膜的离断（右半部分）　　　　　　[→ p.93]

⑤幽门下（胰头前面）的处理　　　　　　　　　　　　[→ p.98]

⑥胃网膜右静脉的离断　　　　　　　　　　　　　　　[→ p.122]

⑦胃网膜右动脉的离断　　　　　　　　　　　　　　　[→ p.122]

⑧幽门下动脉的离断　　　　　　　　　　　　　　　　[→ p.122]

2. 小弯侧、幽门上的处理（图 2-1-1-2）

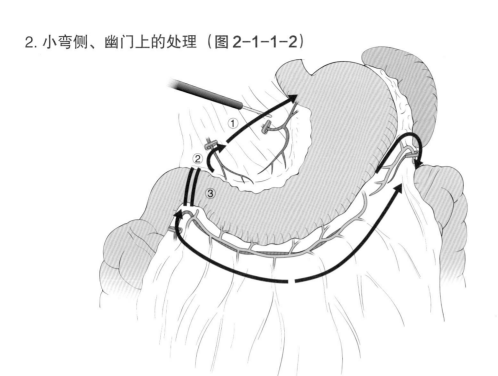

图 2-1-1-2　小弯侧、幽门上的处理

　①切开小网膜　　　　　　　　　　　　　　　　　［→ p.93］
　②离断胃右动脉　　　　　　　　　　　　　　　　［→ p.128］
　③离断十二指肠

3. 胰腺上缘的处理（图 2-1-1-3）

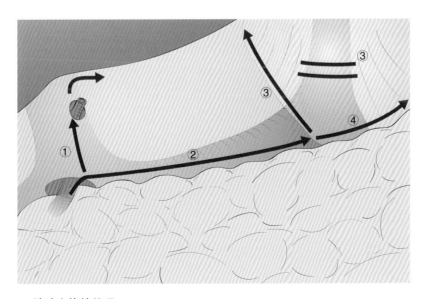

图 2-1-1-3　胰腺上缘的处理

　① No.12a 淋巴结的清扫　　　　　　　　　　　　　［→ p.104］
　② No.8a 淋巴结的清扫　　　　　　　　　　　　　　［→ p.108］
　③胃左动静脉的离断（No.7、No.9 淋巴结的清扫）　　［→ p.132］
　④ No.11p 淋巴结的清扫　　　　　　　　　　　　　［→ p.113］

4. 胃上部小弯的处理（图2-1-1-4）

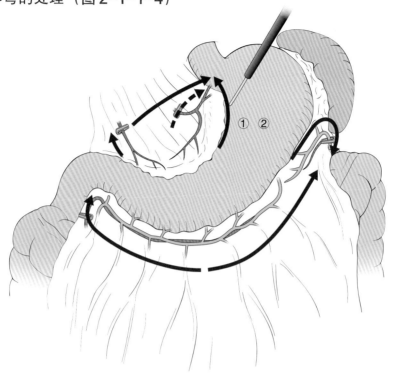

图 2-1-1-4　胃上部小弯的处理

　　① No.1、No.3 淋巴结的清扫（前壁）　　　　　　　　　　[→ p.137]
　　② No.1、No.3 淋巴结的清扫（后壁）　　　　　　　　　　[→ p.137]

5. 经腹切口操作（图2-1-1-5）

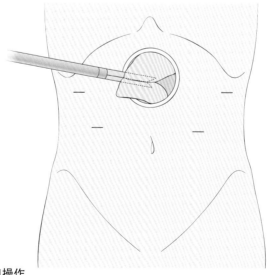

图 2-1-1-5　经腹切口操作

　　胃切除

　　重建（Billroth- Ⅰ式或 Roux-en Y 法）　　　　　　　　[→ p.142]

第2章 "插入"操作器械

操作孔位置的决定及穿刺器放置方法

技术认定考试合格的通行证

胃切除术中,穿刺器放置是否恰当?
(掌握倒梯形与安全的穿刺器插入方法)

✔ **要点**

(1) 穿刺器的位置为倒梯形的顶点。

(2) Hasson 型穿刺器的插入方法。

(3) 通过推压、旋拧插入穿刺器。

手术技术入门

在解剖学上,胃由大小网膜、胃结肠韧带、脾胃韧带、胰胃韧带等结构固定(**图2-1-2-1**)。胃癌作为腹腔镜下胃切除的适应证,其手术必须清扫淋巴结。因此,胃切除术中,进行离断、剥离的方向,有头侧、尾侧方向及水平方向等多种变化。决定操作孔位置的基本原则是,将穿刺器按以操作部位为顶点的等腰三角形分布。因此,术者站位影响很大。目前,在不同机构,术者站位有患者右侧、左侧及腿间之分。无论术者采用何种站位,应用广泛的是操作孔位置位于倒梯形的顶点。应掌握腹腔镜下胃切除术中操作孔位置的决定及安全的穿刺器插入技巧。

要点解说

1. 操作孔的位置为倒梯形的顶点

对于腹腔镜下胃切除术中的操作孔位置与术者站位,不少机构都是在不断试错、摸索中走过来的。因此,不同机构的做法多少有些差异。随着 D2 淋巴结清扫的增多,越来越多的机构将操作孔置于倒梯形的顶点(**图2-1-2-2**)。术者位于患者右侧时,利用右侧的 2 个操作孔;术者位于患者左侧时,利用左侧的 2 个操作孔。在清扫胰头前面或胰腺上缘的淋巴结时,以上两种方法都很有效。笔者的做法是,处理胰头部时,术者站于患者

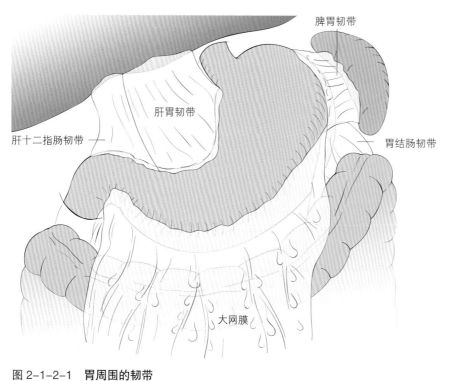

图 2-1-2-1　胃周围的韧带

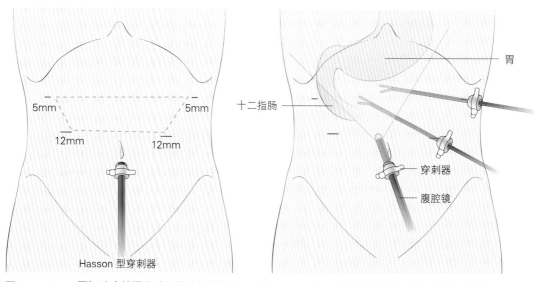

图 2-1-2-2　胃切除术的操作孔位置（倒梯形）

图 2-1-2-3　处理胰头部时术者使用的操作孔

左侧，使用左侧的 2 个操作孔（**图 2-1-2-3**）。除此以外的操作，术者立于患者两腿之间，使用近脐的 2 个操作孔（**图 2-1-2-4**）。在胃切除术中，确定操作孔位置的基本原则是：**1以操作部位为顶点的等腰三角形底边的 2 个顶点；2操作孔位置为钳子的中央（杠杆的支点）；3观察孔原则上位于两把操作钳之间。**

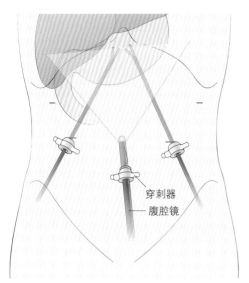

图 2-1-2-4 处理胃小弯及胰腺上缘时术者使用的操作孔

决定操作孔位置的基本原则

「A」 以操作部位为顶点的等腰三角形底边的 2 个顶点。

「B」 操作孔位置为钳子的中央（杠杆的支点）。

「C」 观察孔原则上位于两把操作钳之间。

2. Hasson 型穿刺器的插入方法

首先，于脐下放置 Hasson 型穿刺器，作为观察孔。采用开放法放置 Hasson 型穿刺器。切开皮肤及腹壁筋膜，到达腹膜。切开腹膜后，直视下放置 Hasson 型穿刺器，用缝线将其固定于腹壁上（**图 2-1-2-5**）。

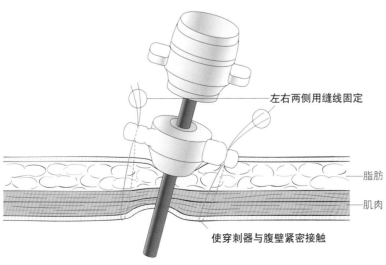

图 2-1-2-5 放置 Hasson 型穿刺器

3. 通过推压、旋拧插入穿刺器

放置 Hasson 型穿刺器，建立 CO_2 气腹后，插入腹腔镜，在腹腔镜的观察下，插入操作孔穿刺器。

操作孔穿刺器多带有螺纹。5mm 穿刺器仅凭用力推压即可比较容易地贯穿腹壁，但如为 10mm 以上的穿刺器，则因阻力大，单纯推压很危险，最好结合旋拧，逐步插入。另外，在腹腔镜下见到穿刺器的头端到达腹膜后，考虑腹膜的纤维走行（头侧—尾侧方向），使穿刺器尖端的刀锋与纤维方向一致，如同将纤维分开一般，插入穿刺器，则可实现穿刺器的安全置入（图 2-1-2-6）。刺破腹膜时，将穿刺器头端朝食管胃结合部方向插入更安全。插入穿刺器时，需注意避免的是：**◼推压插入时，损伤腹膜后脏器（尤其是大血管）；◪腹腔内压力异常升高；◣腹壁血管损伤（出血）**。

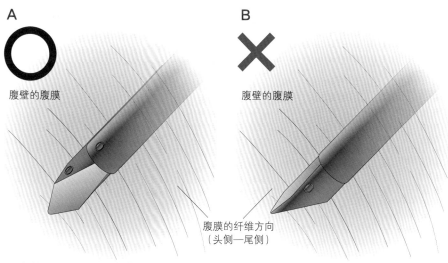

使穿刺器头端的刀锋与腹膜纤维方向一致

图 2-1-2-6 刺破腹膜

A. 良好（○）
B. 不良（×）

插入穿刺器的注意点

「A」 推压插入时，损伤腹膜后脏器（尤其是大血管）。

「B」 腹腔内压力异常升高。

「C」 腹壁血管损伤（出血）。

技术认定考试合格确认清单

☐腹腔镜下胃切除术的操作孔位置（1）

☐决定操作孔位置的基本原则（3）

☐插入穿刺器的注意点（3）

第1部分　腹腔镜下远端胃切除术

第3章　术野"形成"

第1节　良好的术野形成方法1[膜状结构（大弯、小弯等）]

技术认定考试合格的通行证

掌握适当的膜状结构抓持、展开方法与具有一定张力和方向性的术野形成方法。

✔ 要点

（1）膜状结构的基本术野：水平或垂直。

（2）膜状结构的抓持、牵拉方向（面的方向）与适度的张力。

（3）切开方向（线）与能量器械的方向。

手术技术入门

　　腹腔镜下胃切除术中，需处理的结构可分为两大类，即膜状结构与索状结构。这里考虑的是，胃切除术中，对于膜状结构，需形成什么样的术野。胃切除术中，需考虑膜状结构术野形成的部位有大网膜、小网膜、胰头前面的生理性粘连层面、No.4sb 淋巴结清扫、No.1、No.3 淋巴结清扫。在处理这些膜状结构时，术野形成与术野局部调整的目的是：**1 膜状结构的伸展（形成伸展的膜）；2 剥离、离断操作时，对局部施加适度的张力；3 切开面的方向性**。希望大家掌握胃切除术中处理膜状结构时的术野形成入门技巧。

处理膜状结构时术野形成、术野局部调整的目的

「A」　膜状结构的伸展（形成伸展的膜）。

「B」　剥离、离断操作时，对局部施加适度的张力。

「C」　切开面的方向性。

要点解说

1. 膜状结构的基本术野：水平或垂直

对于膜状结构，最主要的操作是切开操作而非剥离操作。对于大、小网膜，No.4sb 淋巴结清扫，No.1、3 淋巴结清扫，很容易就可辨认出膜状结构，无须进行剥离操作（**图 2-1-3-1**）。然而，对于胰头前面的生理性粘连层面，需要从外侧开始逐层剥离并切开膜状结构（**图 2-1-3-2**）。这样，膜状结构的处理就是以切开操作为主。因此，对于膜状结构的术野形成，就是记住将膜置于水平方向或垂直方向。特别是当膜状结构位于垂直方向时，应巧妙地利用重力作用。而当膜状结构位于水平方向时，则与助手钳子的配合很重

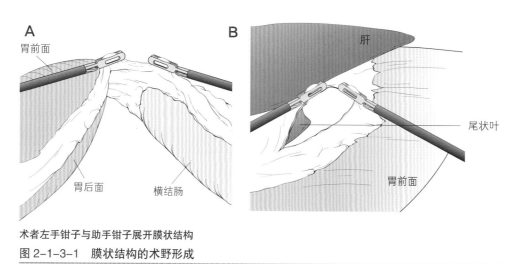

A

胃前面
胃后面
横结肠

B

肝
尾状叶
胃前面

术者左手钳子与助手钳子展开膜状结构

图 2-1-3-1　膜状结构的术野形成

A. 大网膜
B. 小网膜

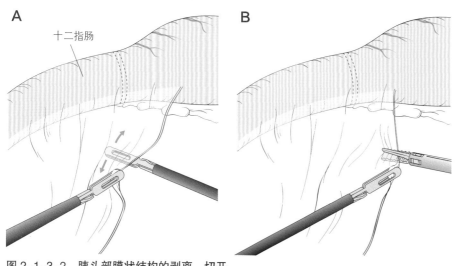

A

十二指肠

B

图 2-1-3-2　胰头部膜状结构的剥离、切开

A. 剥离操作
B. 切开操作

要。另外，应在头脑中设想切开线，术野形成时，有意识地注意能量器械的方向性。为了安全进行切开操作，切记对膜状结构给予微微的张力，形成术野。

2. 膜状结构的抓持、牵拉方向（面的方向）与适度的张力

腹腔镜下胃切除术中，对于膜状结构的切开操作，可采用能量器械（超声刀、血管闭合系统）。为了获得操作部位的局部术野，需注意：**1 将膜状结构展开；2 切开面的方向性；3 适度的张力**。

调整局部术野时，按照矢量的思路，考虑 **1 作用点、2 矢量的方向、3 矢量的大小（力量）**。在对膜状结构施加张力时，屡屡可因抓持力度与张力过大，导致抓持损伤或牵拉损伤，引起出血。

膜状结构术野形成的要点是：**1 抓持部位靠近切开处（固定）；2 牵引方向为膜状结构展开的方向（水平或垂直）；3 对侧利用重力作用或助手钳子的适当张力**（图2-1-3-3）。

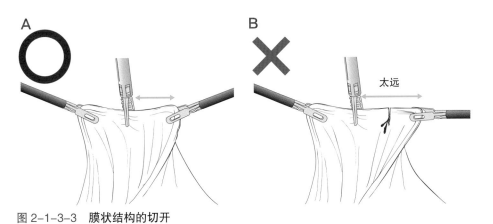

图 2-1-3-3 膜状结构的切开
A. 抓持位置：良好（〇）
B. 抓持位置：不良（×）

膜状结构术野形成的要点

「A」　抓持部位靠近切开处（固定）

「B」　牵引方向为膜状结构展开的方向（水平或垂直）

「C」　对侧利用重力作用或助手钳子的适当张力

---

3. 切开方向（线）与能量器械的方向

腹腔镜手术的缺点之一是钳子与能量器械的方向性受限。如**图2-1-3-4**所示，有时切开线与能量器械的方向不同。如"剪纸"一般，通过调整膜状结构的牵拉方向，使切开线与能量器械的方向一致。此时应注意的是，由于膜状结构的张力不均一，组织离断时，可能出现超声刀凝固不充分的情况。

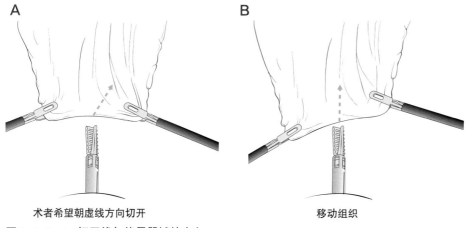

术者希望朝虚线方向切开　　　　　　　　　　　　移动组织

图 2-1-3-4　切开线与能量器械的方向

A. 切开线与能量器械方向不一致
B. 使切开线与能量器械方向一致的技巧

技术认定考试合格确认清单

☐ 远端胃切除术中的膜状结构（5）

☐ 膜状结构术野形成的要点 (3)

第3章　术野"形成"

第2节　良好的术野形成方法2［索状结构（主要血管）］

技术认定考试合格的通行证

掌握通过适当的展开、张力与方向，形成索状结构的术野。

✔ 要点

（1）索状结构的基本术野：垂直。

（2）索状结构的抓持、牵拉方向（面的方向）与适度的张力。

（3）纤维组织（疏密与走行）。

手术技术入门

在腹腔镜下胃切除术中，代表性的术野形成除膜状结构以外尚有索状结构。以索状结构形态为主的部位是包含胃的主要营养血管的部位，在远端胃切除术中，就是左右胃网膜动静脉及左右胃动静脉。腹腔镜下胃切除术中，为了清扫淋巴结，必须将这些血管于根部离断。一般来说，位于腹腔内的消化道，是由腹膜后的大血管发出的血管提供氧与营养。因此，在处理胃的主要血管时，利用重力作用，使索状结构垂直对术野形成很重要。将索状结构伸展，便于剥离操作时显露血管根部的血管壁。

要点解说

1. 索状结构的基本术野：垂直

腹腔镜下远端胃切除术中，为了清扫淋巴结，需于根部离断左右网膜动静脉及左右胃动静脉。为了显露这些血管的根部，助手用钳子将拟离断的血管及包含血管的脂肪组织垂直上提（**图2-1-3-5**）。需注意的是，避免抓持损伤与牵拉损伤，应牢记：**1**选择合适的钳子；**2**保持适度的抓持力度；**3**保持适度的牵拉力度。

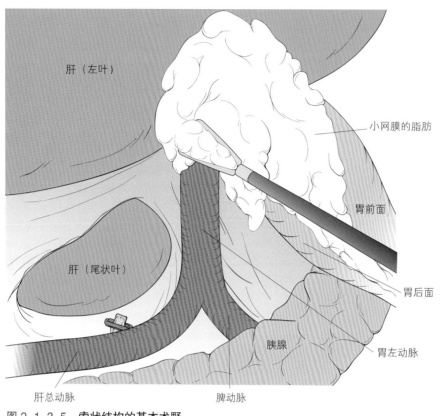

肝（左叶）

小网膜的脂肪

胃前面

肝（尾状叶）

胃后面

胰腺

胃左动脉

肝总动脉

脾动脉

图 2-1-3-5　索状结构的基本术野

上提血管或脂肪组织时的注意事项

「A」　　选择合适的钳子。

「B」　　保持适度的抓持力度。

「C」　　保持适度的牵拉力度。

2. 索状结构的抓持、牵拉方向（面的方向）与适度的张力

　　索状结构的特点是：**1** 多由腹膜包绕；**2** 包含重要的血管；**3** 包含较粗大的神经。对于索状结构的手术操作是，显露主要血管的根部，利用夹子等闭合并离断血管。术者利用左手钳子对术野进行局部微调整，以便于剥离操作并显露血管根部。术者利用左手钳子小幅度抓持拟剥离处附近的膜，行摇旗操作，将索状结构小范围旋转。轻轻牵引，使剥离部位与右手钳子成直角。调整局部术野，对剥离点施以适度张力（**图 2-1-3-6**）。

　　如上所示，索状结构术野形成中微调整的诀窍是：**1** 左手钳子的抓持部位与抓持幅度；**2** 适当的牵拉方向，设定剥离部位的位置；**3** 对剥离点施以适度张力。请掌握左手的术野局部微调整技巧。

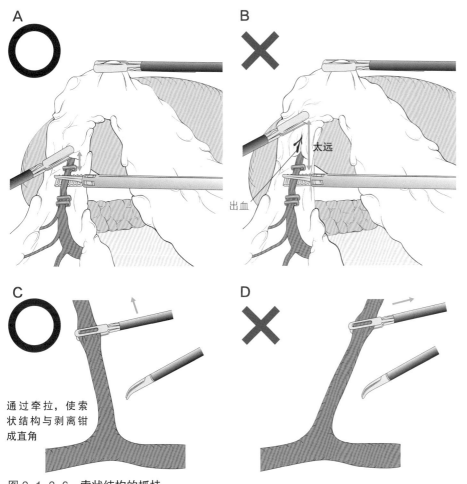

图 2-1-3-6 索状结构的抓持

A. 抓持位置：良好（○）
B. 抓持位置：不良（×）
C. 牵拉方向：良好（○）
D. 牵拉方向：不良（×）

索状结构术野形成中微调整的诀窍

「A」 左手钳子的抓持部位与抓持幅度。

「B」 适当的牵拉方向，设定剥离部位的位置。

「C」 对剥离点施以适度张力。

---

3. 纤维组织（疏密与走行）

　　腹腔镜手术的优势之一是具有术野放大效果，通过放大效果，可获得更多的组织信息。尤其是结缔组织的纤维走行是很重要的信息。为了显露包含在索状结构内的血管根部，进行剥离操作时，对"膜"开窗后，则可对血管周围的结缔组织进行放大观察（**图 2-1-3-7**）。通过术者左手钳子的操作与扶镜手的腹腔镜操作获得的放大效果，可观察结缔组织的疏密与纤维的方向。一般来说，结缔组织的疏松之处位于 **1** 血管周围、**2** 消化

道周围、❸ 腹膜的背面（图 2-1-3-8）。一般肉眼所见的"凹陷处"的结缔组织比较疏松。根据这些组织特性，进行术野展开操作非常重要。

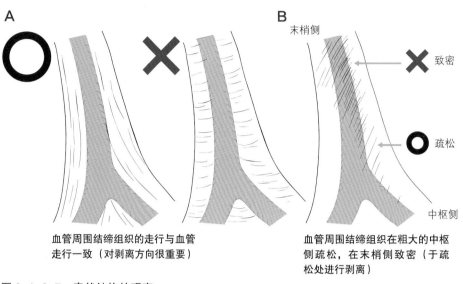

图 2-1-3-7　索状结构的观察
A. 结缔组织纤维的方向
B. 结缔组织纤维的疏松之处

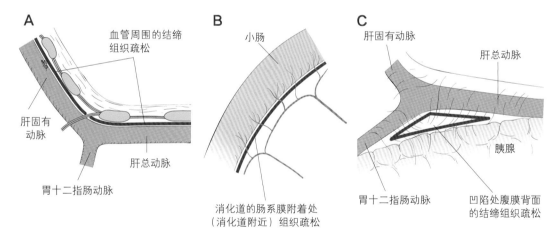

图 2-1-3-8　结缔组织一般较为疏松之处
A. 血管周围
B. 消化道周围
C. 腹膜背面（凹陷部分）

技术认定考试合格确认清单

☐ 远端胃切除的索状结构（4）

☐ 索状结构的特点（3）

☐ 术者利用左手钳子对索状结构进行术野微调整的诀窍（3）

☐ 一般来说，结缔组织疏松之处在哪里？（3）

第4章 "离断"组织

大、小网膜的切开方法

> 技术认定考试合格的通行证
>
> 膜状结构（大、小网膜）的适当切开：切开线、凝固切开与避免脏器损伤。

✔ 要点

（1）膜状结构（大、小网膜）的术野形成与切开线。

（2）基于超声刀特性的无出血切开法。

（3）防止脏器（横结肠、脾脏、肝脏）损伤。

手术技术入门

胃切除术中，代表性的膜状结构切开是大网膜、胃结肠韧带与小网膜的切开。切开操作一般采用超声刀或血管闭合系统。切开操作中重要之处是：**1 选择适当的切开线**；**2 凝固切开，避免出血**；**3 防止其他脏器（横结肠、脾脏、肝脏）损伤**。良好的切开线选择，需要良好的术野形成。使用超声刀切开时，必须了解怎样的操作可导致出血。从预防脏器损伤的角度来说，了解什么情况下会出现脏器损伤是最好的预防方法。

切开大、小网膜时，必须掌握：**1 通过钳子操作，展开术野**；**2 利用超声刀离断组织**；**3 防止脏器损伤**。这是腹腔镜下胃切除术新手必须掌握的基本手术技术。

膜状结构（大、小网膜）切开的要点

「A」 选择适当的切开线。

「B」 凝固切开，避免出血。

「C」 防止其他脏器（横结肠、脾脏、肝脏）损伤。

要点说明

1.膜状结构（大、小网膜）的术野形成与切开线

通过助手钳子与术者非优势手钳子将膜状结构进行术野展开。大网膜的离断范围为脾脏下极至幽门下，小网膜的离断从肝十二指肠韧带左侧至食管胃结合部（图2-1-4-1）。离断大网膜的术野展开，首先是利用助手钳子抓持、上提胃前壁，使胃结肠韧带展开，开放网膜囊。然后，与助手钳子配合，将拟离断的胃结肠韧带水平展开，形成术野。此时重要的是，记住将腹腔镜视线置于自网膜囊内侧观察，尽量在腹腔内的中央行胃结肠韧带的水平展开。离断大网膜时，偶尔会在膜状结构被压向后腹膜的状态下进行离断，但这并非好的术野。为什么这样呢？从网膜囊内侧观察，则很容易辨认 **1脾胃韧带之间的粘连、胰腺被膜与大网膜的粘连，2横结肠的边界，3胃网膜左动静脉**（图2-1-4-2、图2-1-4-3）。

决定并切开大网膜离断线时，应注意：**1从网膜侧确认作为目标的脾胃韧带；2通过对膜状结构的摇旗操作，从表面与后面决定离断线；3非优势手钳子操作，使离断线与超声刀的刀头方向一致。**

切开小网膜时，助手用拉钩将肝脏上提，助手钳子与术者的非优势手钳子将稍偏肝十二指肠韧带侧的小网膜上提，形成术野，用超声刀或血管闭合系统切开小网膜。与大网膜一样，将小网膜水平展开，切开至食管胃结合部（图2-1-4-4）。此时，离断迷走神经的肝支。另外，10% ~ 20% 的副肝动脉发自胃左动脉，需判断是进行离断还是予以保留。

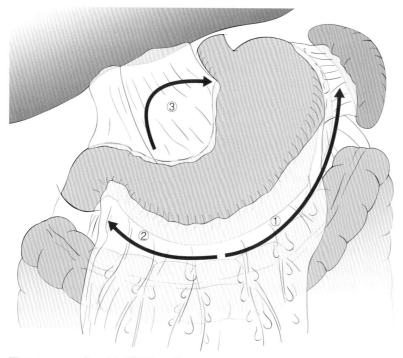

图 2-1-4-1　大、小网膜的切开范围

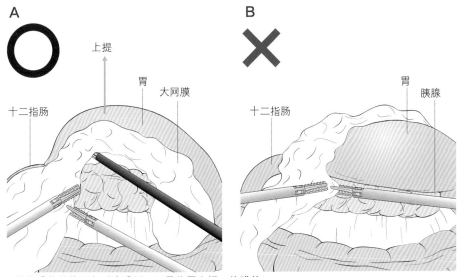

不是将膜状结构压向后腹膜侧，而是将胃上提，使膜状
结构呈帐篷状伸展，形成术野

图 2-1-4-2 离断大网膜时的术野形成（幽门下附近）

A. 术野形成良好（○）
B. 术野形成不良（×）

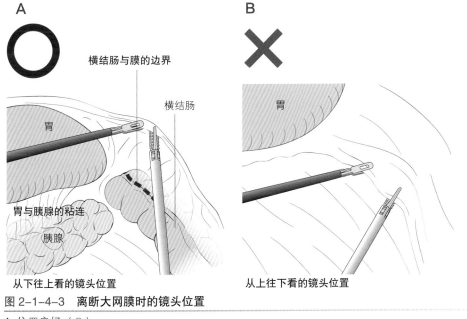

图 2-1-4-3 离断大网膜时的镜头位置

A. 位置良好（○）
B. 位置不良（×）

2. 基于超声刀特性的无出血切开法

切开大、小网膜时，多采用超声刀或血管闭合系统。利用超声刀离断大网膜时，出血
的原因多是：**1** 非优势手钳子导致胃网膜右静脉的牵拉损伤；**2** 离断膜状结构时，闭
合不充分；**3** 牵拉导致脾脏包膜损伤。

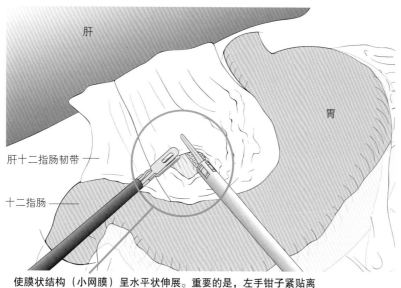

肝

胃

肝十二指肠韧带

十二指肠

使膜状结构（小网膜）呈水平状伸展。重要的是，左手钳子紧贴离断处抓持，将膜展开

图 2-1-4-4　离断小网膜

为了防止以上损伤，进行超声刀切开操作时，应注意：**1 不同于开腹手术，并非将整个膜状结构给予张力，而是紧贴切开点抓持组织（图 2-1-4-5A、B）；2 超声刀的闭合与局部组织的伸展（压迫、旋转、牵拉）相结合；3 考虑到膜状结构的厚度，调整超声刀咬持宽度。**

3. 防止脏器（横结肠、脾脏、肝脏）损伤

离断大网膜时，需避免损伤的脏器有 **1 横结肠、2 脾脏、3 胰腺尾部**。离断小网膜时，需避免肝脏损伤。脾脏与肝脏多因牵拉导致粘连处被膜撕裂损伤。抓持时贴近离断处可避免以上损伤。离断大网膜时导致横结肠损伤，是由于误认横结肠的边缘，导致切开线不当，出现超声刀或血管闭合系统损伤横结肠。另外，在脾脏下极，有时胰尾部上凸，可发生胰腺损伤。

为了避免以上脏器损伤，重要的是应：**1 从网膜囊侧（内侧）观察；2 将膜状结构伸展；3 靠近脏器使用超声刀时，刀头应小幅咬持。**另外，切开小网膜时，重要的是利用拉钩等方法上提肝脏，形成术野。离断大小网膜时，希望牢记避免脏器损伤与出血的技巧。

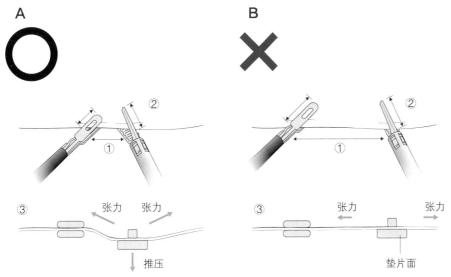

重要的是，左右钳腿的长度（①）、组织的咬持幅度（②）、维持组织张力的方法（③）

图 2-1-4-5 利用超声刀离断大网膜
A. 位置良好（○）
B. 位置不良（×）

避免脏器损伤的要点

「A」 从网膜囊侧（内侧）观察。

「B」 将膜状结构伸展。

「C」 靠近脏器使用超声刀时，刀头应小幅咬持。

技术认定考试合格确认清单

☐大、小网膜离断的要点（3）
☐离断大网膜时，从网膜囊内侧观察的优点（3）
☐决定大网膜离断线、离断大网膜需谨记的事项（3）
☐大网膜离断时出血的原因（3）
☐离断大网膜时出血的预防技巧（3）
☐离断大网膜时需注意的脏器损伤（3）
☐离断大网膜时预防脏器损伤的技巧（3）

第1部分 腹腔镜下远端胃切除术

第5章 "剥离"组织

第1节 胰头前面的剥离方法

技术认定考试合格的通行证

胃幽门区－幽门下区操作的技巧是根据粘连、膜的融合及血管走行特点进行操作。

✔ 要点

（1）剥离胃幽门后面与结肠系膜及胰腺被膜之间的粘连。

（2）生理性粘连层面（胰头前面的生理性粘连层面）的剥离。

（3）胃网膜右动静脉与幽门下动脉的剥离。

手术技术入门

新手进行腹腔镜下胃切除术，感觉难点之一是幽门下区的操作。在该处，需要按照如下3个步骤安全进行操作，必须掌握每个步骤的手术技巧。这3个步骤是：**1 剥离胃幽门后面与结肠系膜及胰腺被膜之间的粘连；2 剥离胰头前面的生理性粘连层面；3 剥离顺序为离断胃网膜右静脉→胃网膜右动脉→幽门下动脉**。完成这3个步骤，就完成了No.6淋巴结的清扫。

消化道是腹腔内脏器，其特点之一是接受来自后腹膜腔的血供，通过肠系膜固定于后腹膜。因此，腹腔镜下胃切除术的术野形成，基本原则是利用气腹形成的开阔空间，将脏器向腹壁方向牵拉。幽门下操作的基本原则也是助手抓持并上提胃幽门部的前壁或后壁，将操作部位展开。

这就需要掌握基于解剖学特点的幽门下操作技巧。

No.6 淋巴结清扫的步骤（剥离操作）

「A」 剥离胃幽门后面与结肠系膜及胰腺被膜之间的粘连。

「B」 剥离胰头前面的生理性粘连层面。

「C」 剥离顺序为离断胃网膜右静脉→胃网膜右动脉→幽门下动脉。

要点解说

1. 剥离胃幽门后面与结肠系膜及胰腺被膜之间的粘连

助手钳子抓持、提起胃幽门部大弯前壁，则与胃幽门部后壁粘连的结肠系膜就形成了以粘连处为顶点的"金字塔状"（**图2-1-5-1**）。术者的非优势手钳子抓持粘连处附近，行摇旗操作，确认其背面，用超声刀将粘连部位凝固、切断（**图2-1-5-2A**）。该操作的技巧是：**1** 助手钳子形成"金字塔状"；**2** 行摇旗操作，确认背面，并设定剥离面的方向与超声刀刀头；**3** 切开粘连处。如切开非粘连处，则可能损伤结肠系膜内血管或打开结肠系膜（**图2-1-5-2B**）。关键在于根据"粘连处无血管"的常识来进行手术操作。

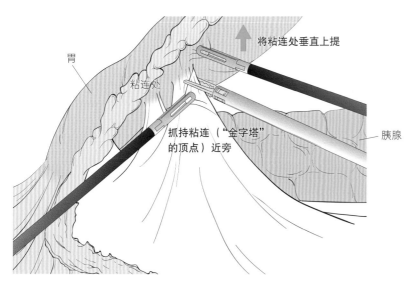

图2-1-5-1 幽门部的术野形成：剥离粘连

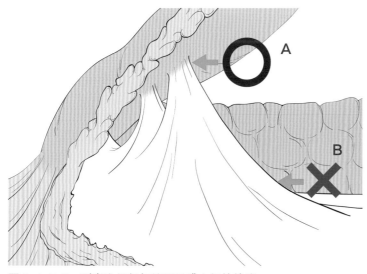

图2-1-5-2 剥离幽门部与结肠系膜之间的粘连

A. 好的凝固切开部位（〇）
B. 凝固切开部位不良（×）

2. 生理性粘连层面（胰头前面的生理性粘连层面）的剥离

助手钳子抓持、上提幽门管附近的大弯侧胃前壁或胃后壁，将十二指肠球部稍向上方展开（**图2-1-5-3**）。开始剥离胰头部前面的膜状结构。该处有4层膜，膜与膜之间粘连较紧密，因此，剥离至可透见胰头部由光滑的膜（胰前筋膜）所包绕的胃网膜右静脉为止（**图2-1-5-4**）。胰头部剥离层面的入路处为胰腺下缘肠系膜上静脉的腹侧，解剖标志是 **1 胰腺下缘**、**2 中结肠中静脉**、**3 胃十二指肠动脉**。术者的非优势手钳子将剥离的膜朝远离胰腺方向牵拉，优势手钳子插入剥离层面，呈扇形移动，进行剥离（**图2-1-5-5A**）。剥离到1cm左右后，用超声刀切断（**图2-1-5-5B**）。切开的组织头部由术者非优势手钳子抓持，稍向左侧牵拉，优势手钳子行扇形剥离后切开（**图2-1-5-5C**）。重复以上操作，直至十二指肠的第二段。通过以上操作，可显露胰头部，结肠肝曲向下方脱落。

3. 胃网膜右动静脉与幽门下动脉的剥离

为了显露胃网膜右动静脉及幽门下动脉，需要对3处进行剥离（**图2-1-5-6**），即 **1 胃网膜右动脉外侧**、**2 胃网膜右动脉与幽门下动脉之间的部分**、**3 幽门下动脉与十二指肠壁之间的部分**。对胃网膜右动脉外侧进行操作时，助手抓持并上提胃网膜右动脉，术者的非优势手钳子持该处的结缔组织，向远离血管方向牵拉。将剥离面调整至与术者优势手钳子垂直的位置，于血管外侧张开剥离钳进行剥离（**图2-1-5-7A**）。由于胃网膜右动脉、十二指肠下缘及胰腺围成的三角区域，膜状结构稍厚，需要预先切开。对于胃网膜右动脉与幽门下动脉之间的组织，于距离胃网膜右动脉分叉约5mm处，用剥离钳行水平分腿操作，进行剥离，裸化胃网膜右动脉（**图2-1-5-7B**）。对于幽门下动脉与十二指肠之间的组织，利用钳子沿着十二指肠大弯侧剥离（适当压迫十二指肠壁），优势手钳子通过上下运动，可轻易剥离（**图2-1-5-7C**）。

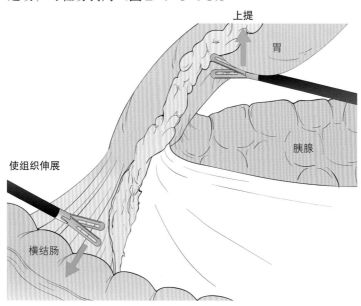

图2-1-5-3　剥离胰头部生理性粘连时的术野形成

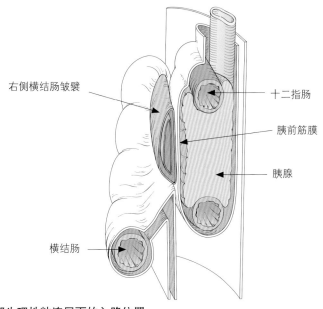

图 2-1-5-4 胰头部生理性粘连层面的入路位置

（根据 Perlemuter Waligora 改编）

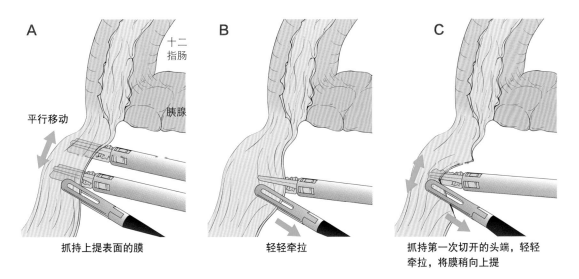

图 2-1-5-5 胰头部生理性粘连层面的剥离方法

A. 剥离钳的移动方法
B. 剥离部位的切开
C. 分 2 次以上切开的剥离方法

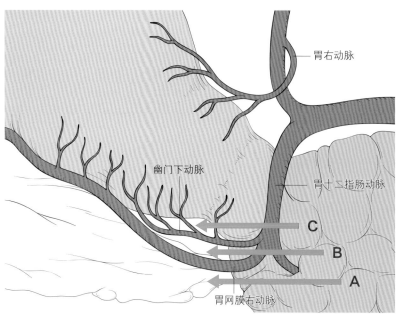

图 2-1-5-6　幽门下区血管的构造

为了显露胃网膜右动脉及幽门下动脉，需剥离处

「A」　胃网膜右动脉外侧。

「B」　胃网膜右动脉与幽门下动脉之间的部分。

「C」　幽门下动脉与十二指肠壁之间的部分。

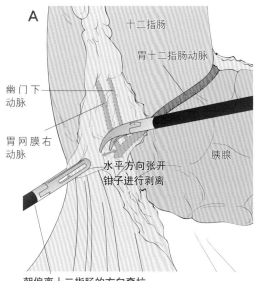

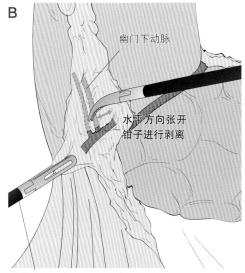

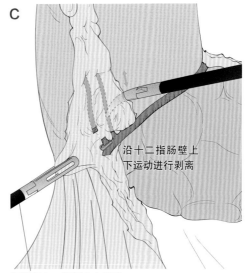

沿十二指肠壁上
下运动进行剥离

图 2-1-5-7 为了处理幽门下动脉而进行剥离的方法

A. 胃网膜右动脉外侧的剥离
B. 胃网膜右动脉与幽门下动脉之间的剥离
C. 幽门下动脉与十二指肠壁之间的剥离

朝偏离十二指肠方向牵拉

技术认定考试合格确认清单

□ No.6 淋巴结清扫的 3 个步骤

□ 剥离胃幽门部粘连的要点（3）

□ 处理胰头部的入路标志（3）

□ 显露胃网膜右动脉与幽门下动脉根部的剥离部位（3）

第二篇 实践篇

第1部分　腹腔镜下远端胃切除术

第5章 "剥离"组织

第2节　No.12a 淋巴结清扫

技术认定考试合格的通行证

掌握显露肝固有动脉左侧的方法。

✔ **要点**

（1）从胃十二指肠动脉开始至肝固有动脉分叉处左侧的显露（确认有无变异亚型）。

（2）于胃右动脉根部开始向肝侧（头侧）显露肝固有动脉的左侧。

（3）将上述两处打通（处理 No.8a 淋巴结流向门静脉的小血管）。

手术技术入门

　　近年来，腹腔镜下胃切除术的淋巴结清扫范围在扩大。起初，腹腔镜下胃切除术的适应证是一部分早期胃癌，设计的是 D1 淋巴结清扫。如今，随着腹腔镜下淋巴结清扫技术的提高，腹腔镜下胃切除术中，行 D2 淋巴结清扫者占 20% ~ 30%。

　　No.12a 淋巴结清扫，是根据肝总动脉右端至肝十二指肠韧带左侧的解剖学特征进行剥离操作的。该处的解剖学特征是：**❶在肝总动脉、胃十二指肠动脉与胰腺上缘围成的三角形区域内，无胰腺组织，血管很少；❷在 No.8a 淋巴结的右侧，有从 No.8a 淋巴结流向门静脉的细小静脉束；❸从肝固有动脉没有流入 No.12a 淋巴结的动脉分支。**应牢记根据流入、流出淋巴结的小血管的差异分布进行剥离操作。

No.12a 淋巴结清扫部位的解剖学特征

「A」　在肝总动脉、胃十二指肠动脉与胰腺上缘围成的三角形区域内，无胰腺组织，血管很少。

「B」　在 No.8a 淋巴结的右侧，有从 No.8a 淋巴结流向门静脉的细小静脉束。

「C」　从肝固有动脉没有流入 No.12a 淋巴结的动脉分支。

要点解说

1. 从胃十二指肠动脉开始至肝固有动脉分叉处左侧的显露（确认有无变异亚型）

在十二指肠球部后面与胰腺表面之间进行剥离，显露胃十二指肠动脉。为了获得良好的 D2 淋巴结清扫视野，最好用直线切割闭合器离断十二指肠。助手用拉钩上提肝脏（小网膜已经切开），另一助手将胃胰皱襞上提，获得良好的术野，则肝十二指肠韧带与胰腺上缘很容易辨认。

首先，判断肝总动脉、胃十二指肠动脉与胰腺上缘围成的三角形区域，术者的非优势手钳子将该处的腹膜抓持上提，将腹膜展开，用剥离钳开窗、剥离（**图 2-1-5-8A**）。如此即可判断胃十二指肠动脉的根部与肝总动脉壁，从而判断血管所在的深度（**图 2-1-5-8B**）。在这一深度横跨肝总动脉，辨认肝固有动脉根部的左侧缘（**图 2-1-5-8C**）。如血管比通常的位置深，或未见到血管，则可能为血管变异亚型，应通过 CT 等检查确认血管走行。在肝固有动脉起始部的稍上方，存在 No.8a 淋巴结流入门静脉的细小静脉束，因此，向肝侧（头侧）行最小限度的剥离。

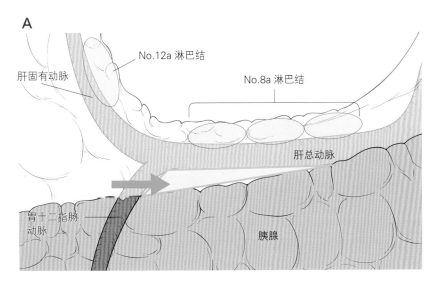

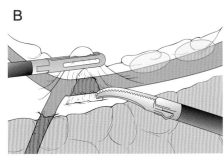

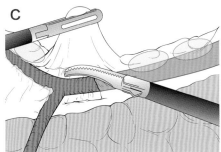

图 2-1-5-8 No.12a 淋巴结清扫的入路

A. 肝总动脉、胃十二指肠动脉与胰腺上缘围成的三角形区域
B. 确认肝总动脉壁
C. 确认肝固有动脉根部的左侧

2. 于胃右动脉根部开始向肝侧（头侧）显露肝固有动脉的左侧

胃右动脉发自肝固有动脉，在胃右动脉根部开始向肝侧（头侧）剥离肝固有动脉的左侧。此时的要点是，术者非优势手钳子夹持、上提拟剥离处的腹膜，给予拟剥离部位适度的张力（**图 2-1-5-9**）。确认肝固有动脉的管壁后，用剥离钳剥离肝固有动脉的左侧，然后用超声刀沿上下方向，将窗口扩大。这时，剥离钳的分腿方向应垂直于肝固有动脉的走行，以最小幅度进行剥离，观察其背侧的门静脉。在该处，肝固有动脉没有发向 No.12a 淋巴结的血管，剥离容易。为了避免损伤背侧的门静脉，于肝侧（头侧）清扫 No.12a 淋巴结。此时，关键在于用超声刀进行凝闭，防止发生淋巴漏。

3. 将上述两处打通（处理 No.8a 淋巴结流向门静脉的小血管）

通过以上操作，完成了肝固有动脉起始部左侧的显露及胃右动脉附近肝固有动脉左侧的显露。两者之间尚未剥离的部分，存在 No.8a 淋巴结流向门静脉的数支小血管。这些小血管，内压较高，一旦损伤，止血困难。用超声刀进行凝固切开，将上述的上、下剥离部位打通（**图 2-1-5-10A**）。最后，从肝侧（头侧）开始，将包裹 No.12a 淋巴结的网膜囊一侧的腹膜依次切开，清扫 No.12a 淋巴结（**图 2-1-5-10B**）。这样，通过首先剥离起点与目标部位，再将剥离部位打通，可安全进行 No.12a 淋巴结的清扫。

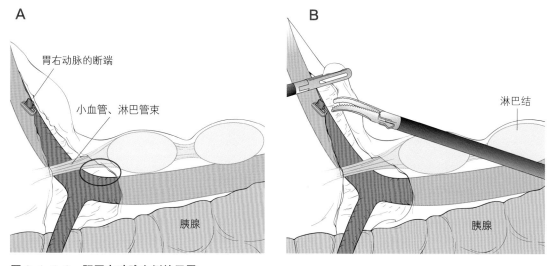

A

胃右动脉的断端

小血管、淋巴管束

胰腺

B

淋巴结

胰腺

图 2-1-5-9　肝固有动脉左侧的显露

A. 肝固有动脉根部左侧的确认
B. 于胃右动脉根部附近显露肝固有动脉左侧

A

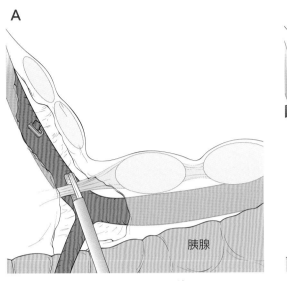

B

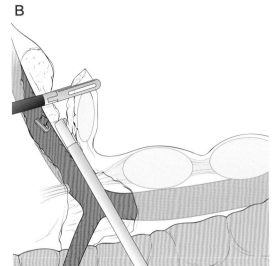

胰腺

图 2-1-5-10 清扫 No.12a 淋巴结

A. 处理 No.8a 淋巴结流向门静脉的小血管
B. 清扫 No.12a 淋巴结

技术认定考试合格确认清单

□ No.12a 淋巴结清扫的步骤（3）

□ 何时该怀疑存在腹腔动脉分支的变异亚型

第二篇 实践篇

第1部分　腹腔镜下远端胃切除术

第5章 "剥离"组织

第3节　胰腺上缘淋巴结（No.8a 淋巴结）清扫

技术认定考试合格的通行证

掌握神经、淋巴管构成的网目状组织板的剥离方法。

✔ 要点

（1）肝总动脉、胃十二指肠动脉与胰腺上缘之间的三角形区域的入路。

（2）上提腹膜，于组织板的胰腺附着处，制造剥离层面并多处开窗。

（3）向头侧将组织板自肝总动脉剥离。

手术技术入门

　　一直以来，人们经常说"胃癌的手术，尤其是淋巴结清扫，就是基于膜状结构的手术"。淋巴结的解剖学特征是，流入、流出的血管呈偏心性。腹腔镜手术中，重要的是维持无血的术野。要进行无血的手术，必须掌握的解剖学知识是：**❶血管的位置与走行**；**❷血管有无分支及其走向**；**❸是否存在无（乏）血管区域**。No.8a 淋巴结由包绕肝总动脉的神经与淋巴结形成的网目状组织板覆盖（**图 2-1-5-11A**）。淋巴管与神经附近的微小血管多，剥离时容易出血。另外，No.8a 淋巴结向右侧有静脉流入门静脉，向左侧有静脉在胃左动脉的尾侧（译者注：非胃左动脉的末梢侧）流入脾静脉。No.8a 淋巴结清扫时，这两处出血较多（因血管内压力高）（**图 2-1-5-11B**）。此外，要注意的是，胃左静脉有时走行于该组织板的背侧。

进行无血手术必备的解剖学知识

「A」　血管的位置与走行。

「B」　血管有无分支及其走向。

「C」　是否存在无（乏）血管区域。

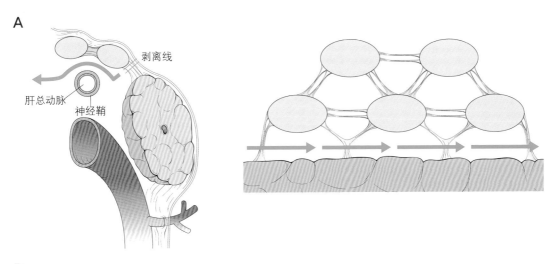

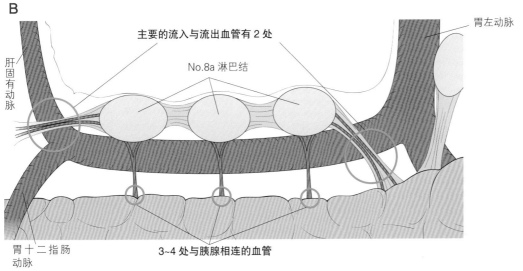

图 2-1-5-11 No.8a 淋巴结清扫时必须掌握的解剖学特征

A. 由神经与淋巴管构成的网目状组织板
B. No.8a 淋巴结的流入与流出血管

要点解说

1. 肝总动脉、胃十二指肠动脉与胰腺上缘之间的三角形区域的入路

清扫 No.8a 淋巴结有神经与淋巴管形成的网目状组织板的左侧入路与右侧入路时,笔者采用与开腹手术一样的右侧入路。一般在大血管的分叉附近,少有细小血管分支,故我们从已经确认的胃十二指肠动脉分叉处附近入手。也就是从肝总动脉、胃十二指肠动脉与胰腺上缘之间的乏血管三角形区域入路(**图 2-1-5-12**)。用剥离钳垂直结缔组织纤维的走行方向,进行浅浅的剥离,然后向深部剥离,首先应确认由神经所覆盖的肝总动脉壁的深度,切记不可从组织板的中央开始剥离。

第二篇 实践篇

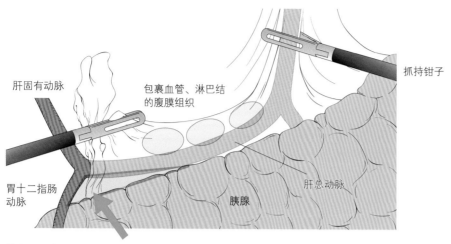

从由肝总动脉、胃十二指肠动脉与胰腺上缘构成的三角形区域入路

图 2-1-5-12　No.8a 淋巴结清扫的入路

2. 上提腹膜，于组织板的胰腺附着处，制造剥离层面并多处开窗

No.8a 淋巴结属于腹膜后淋巴结。首先，与助手钳子一道提起覆盖 No.8a 淋巴结的腹膜，则由神经、淋巴管构成的组织板就被上提，其与胰腺上缘的边界即可明了（**图 2-1-5-13A**）。该组织板在胰腺上缘变薄，3～4 支小血管自胰腺流入 No.8a 淋巴结。结缔组织呈头—尾方向走行，故用剥离钳沿水平方向于 3～4 处开窗（**图 2-1-5-13B**）。从 No.8a 淋巴结右侧开始，用超声刀将"窗口"之间的组织凝固切开。此时，切记超声刀夹持"窗口"之间的组织后稍稍旋转，避免工作面接触胰腺。咬持幅度应最小化，略带回拉，防止"气蚀"效应导致血管损伤（**图 2-1-5-14A、B**）。另外，在胃左动脉根部的尾侧（译者注：即胃左动脉根部的后下方），存在 No.8a 淋巴结与脾动静脉之间的小血管束，应确切凝闭。

3. 向头侧将组织板自肝总动脉剥离

为了清扫 No.8a 淋巴结，需剥离神经与淋巴管形成的网目状组织板。利用助手钳子将胰腺上缘切开的腹膜头侧缘上提，并向头侧方向轻轻牵拉，用剥离钳进行剥离。剥离时，用超声刀将索状结构或膜状结构的结缔组织凝固、切开（**图 2-1-5-15A、B**）。向头侧剥离至右侧膈肌脚上缘的延长线。在剥离过程中，有时可见胃左静脉，必须注意（**图 2-1-5-16A、B**）。上夹子处理后，采用超声刀加以离断。剥离完成后，切开 No.8a 淋巴结头侧的腹膜，使之与 No.12a 淋巴结清扫的内侧缘延长线相贯通，完成 No.8a 淋巴结的清扫。

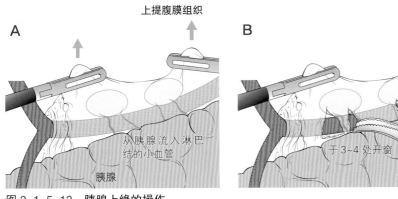

图 2-1-5-13 胰腺上缘的操作

A. 寻找胰腺上缘的方法
B. 胰腺上缘的入路

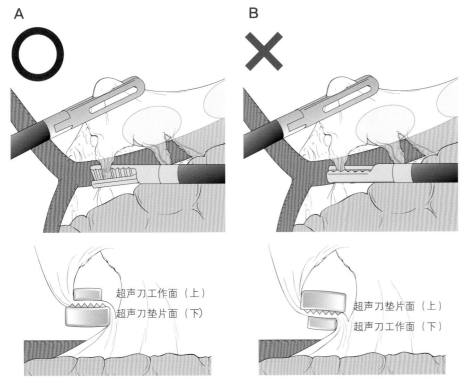

图 2-1-5-14 胰腺上缘的切开

A. 安全使用超声刀的方法（〇）
B. 使用超声刀的危险操作（×）

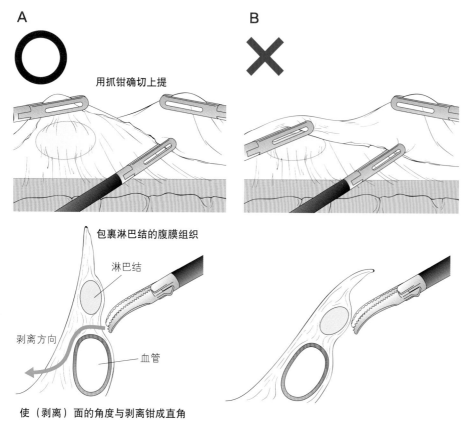

A

用抓钳确切上提

包裹淋巴结的腹膜组织

淋巴结

剥离方向

血管

使（剥离）面的角度与剥离钳成直角

图 2-1-5-15　No.8a 淋巴结清扫时的组织板牵拉方法

A. 视野良好（○）
B. 视野不良（×）

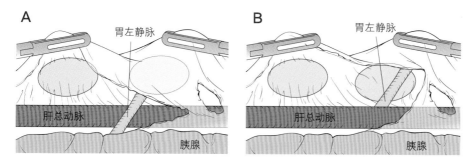

A

胃左静脉

肝总动脉

胰腺

B

胃左静脉

肝总动脉

胰腺

图 2-1-5-16　将组织板向头侧剥离

A. 胃左静脉走行于肝总动脉尾侧
B. 胃左静脉走行于肝总动脉头侧

技术认定考试合格确认清单

□进行无血手术必备的解剖学知识（3）
□清扫 No.8a 淋巴结的 3 个步骤

第 1 部分　腹腔镜下远端胃切除术

第 5 章 "剥离"组织

第 4 节　胰腺上缘淋巴结（No.11p 淋巴结）清扫

技术认定考试合格的通行证

掌握"翻转胰体尾部"的 No.11p 淋巴结清扫方法。

✓ **要点**

（1）胃左动脉根部左侧的显露。

（2）Gerota 筋膜前面的剥离及围绕胰腺上缘的操作。

（3）于中枢侧确认脾动脉及清扫 No.11p 淋巴结。

手术技术入门

No.11p 淋巴结清扫的基本要求是术野形成以及助手钳子将胃胰皱襞向上展开。对于周围存在淋巴结的脾动静脉，往往位于胰腺的后上方，需将胰腺上缘自后腹膜外翻，即进行所谓的"胰体尾上缘翻转"。

胰腺的后面与后腹膜生理性粘连。必须掌握如何进入 Gerota 筋膜的前面，如何在胰体尾部翻转后进行淋巴结清扫。另外，也应掌握淋巴结清扫时避免损伤脾动脉的方法。

要点解说

1. 胃左动脉根部左侧的显露

于胃胰皱襞的胰上缘切开右侧膈肌脚表面的腹膜至食管胃结合部，显露胃左动脉根部的右侧（**图 2-1-5-17**）。进一步于胃左动脉左缘向背侧剥离，则与腹腔动脉左侧、腹主动脉前面及左侧相连通。也就是说，No.7 淋巴结的血管在上下方向上并非均匀分布，一般大血管分叉处，血管分支少，利用这一特点，如同显露胃左动脉的左侧血管壁一般进行剥离，可避免出血，轻松到达胃左动脉根部。

然后，将清扫 No.8a 淋巴结时胰腺上缘的腹膜切开线向胃胰皱襞左侧延长。离断走行于胃左动脉根部尾侧的 No.8a 淋巴结与脾静脉之间的小血管束，确认脾动脉。如同显露脾动脉的上 1/3 一般，用剥离钳水平分腿操作，剥离血管近旁的结缔组织。接着向脾动脉的中枢侧剥离。随着剥离操作，结缔组织呈索状或膜状，用超声刀切开，即可清扫发出脾动脉处的 No.9 淋巴结。操作过程中，有时可见胃左静脉，上夹子后予以离断。将胃左动脉根部左侧缘的"开窗"上下延长。向上方延长的要点是，于稍偏上方处剥离胃左动脉左侧缘，与开窗部分打通，扩大开窗（**图 2-1-5-18**）。尽管出现频率不高，腹腔动脉分支变异类型多为 Adachi 分型，如存在变异，可能导致严重并发症，故应通过术前 CT 检查确认。另外，也应确认胃左静脉的走行。

2. Gerota 筋膜前面的剥离及围绕胰腺上缘的操作

沿胃左动脉左缘的开窗部位，向背侧，即后腹膜侧进行剥离，则腹腔动脉左侧可见

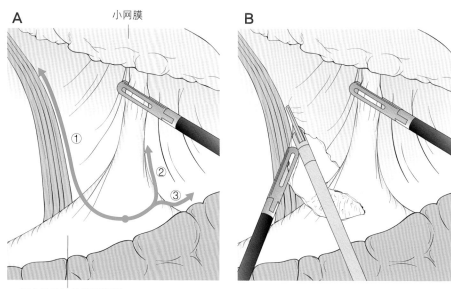

图 2-1-5-17 右侧膈肌脚上缘腹膜的切开

A. 切开线
B. 切开法

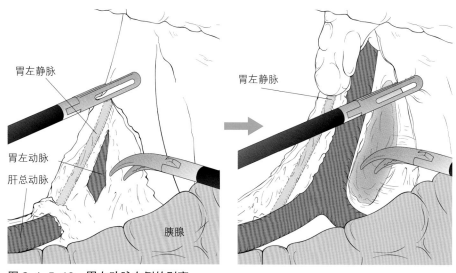

图 2-1-5-18 胃左动脉左侧的剥离

腹主动脉的左侧（**图 2-1-5-19**）。随后即可到达较光滑的后腹膜表面。胰体尾部头侧的脂肪组织，呈连接食管胃结合部与左侧膈肌脚的膜状结构。用左手钳子夹持、上提该膜状结构，轻轻回拉，则胰体尾部的上缘与后腹膜剥离（胰体尾部翻转）（**图 2-1-5-20A**）。另外，也可以用离子样纱布将胰腺前面向尾侧轻轻压迫，但必须注意避免损伤胰腺（**图 2-1-5-20B**）。

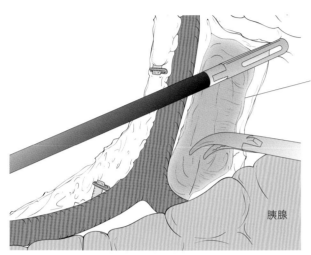

包含 No.7 淋巴结的脂肪组织

胰腺

图 2-1-5-19 胃左动脉左侧向腹主动脉左侧的剥离

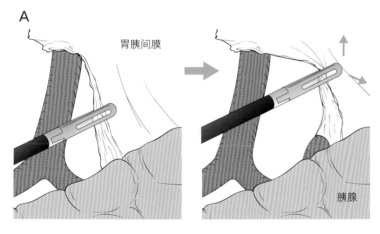

A

胃胰间膜

胰腺

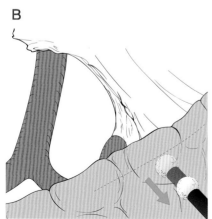

B

图 2-1-5-20 胰腺翻转

A. 上提胃胰皱襞进行翻转
B. 压迫胰腺进行翻转

3. 于中枢侧确认脾动脉及清扫 No.11p 淋巴结

如前所述，显露胃左动脉的根部，即可辨认脾动脉的根部。偶尔可见脾动脉迂曲，进入胰腺背侧，于胰腺尾侧 2 ~ 3cm 处冒出胰腺上缘（**图 2-1-5-21A**）。从脾动脉根部开始，沿胰腺上缘向尾侧剥离，则可显露、辨认脾动脉。采用剥离钳与超声刀清扫脾动脉周围的淋巴结（**图 2-1-5-21B**）。脾静脉可靠近脾动脉，也可偏离脾动脉，脾静脉无须显露。No.11p 淋巴结清扫需格外注意的并发症是：**1 胰腺损伤**；**2 脾动脉损伤（迟发性动脉瘤）**；**3 脾动脉离断**。

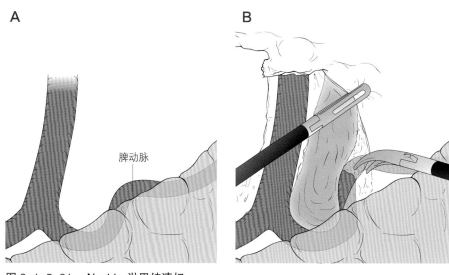

图 2-1-5-21　No.11p 淋巴结清扫

A. 脾动脉迂曲
B. No.11p 淋巴结清扫

清扫 No.11p 淋巴结时需特别注意的并发症

「A」　胰腺损伤。

「B」　脾动脉损伤（迟发性动脉瘤）。

「C」　脾动脉离断。

技术认定考试合格确认清单

☐ No.11p 淋巴结清扫的 3 个步骤

☐ No.11p 淋巴结清扫时的并发症预防（3）

第6章 "处理"血管

第1节 胃主要血管的处理方法
（1. 大弯侧：胃网膜左动脉与 No.4d 淋巴结清扫）

> **技术认定考试合格的通行证**
>
> **掌握胃网膜左动脉根部的处理方法与 No.4d 淋巴结清扫。**

✔ **要点**

（1）将大网膜作为膜状结构处理。

（2）胃网膜左动静脉位于网膜囊一侧→外侧入路。

（3）自胃壁剥离 No.4d 淋巴结，使附着于胃的大网膜、胃结肠韧带呈板状。

手术技术入门

腹腔镜下胃切除术中，操作的第一步就是切开大网膜打开网膜囊。该技术由组织抓持方法、离断方法及术野展开等构成。可以说，在技术认定制度中，仅仅通过该操作，就可评价术者的技术水平。而且，在向脾脏下极方向切开大网膜时，在网膜囊的内侧可见到呈索状结构的胃网膜左动静脉。在处理胃大弯的左侧时，大原则是"从网膜囊侧观察""自外侧处理"。在此，介绍的基本技术是膜状结构的离断与作为索状结构的胃网膜左动静脉的处理。

要点解说

1. 将大网膜作为膜状结构处理

为了到达胃网膜左动静脉根部，必须切开大网膜与胃结肠韧带，打开网膜囊。助手钳子抓持胃大弯，稍偏头侧上提，将大网膜与胃结肠韧带展开（**图 2-1-6-1A**）。按照膜状结构的处理原则，抓持部位距拟切开部位 1~2cm 处，用超声刀或血管闭合系统进行切开离断（**图 2-1-6-1B**）。如胃难以充分上提，考虑为胃后壁与胰腺前面存在粘连，则在切开大网膜的时候，一并剥离粘连，完全开放网膜囊。剥离粘连的原则是：**１粘连处无血管；２粘连处具有两端；３寻找粘连点**（"金字塔"的顶点）（**图 2-1-6-2**）。为了选择正确的切开线，用钳子从网膜囊侧（内侧）将脾胃韧带轻轻上提，则从内侧容易判断

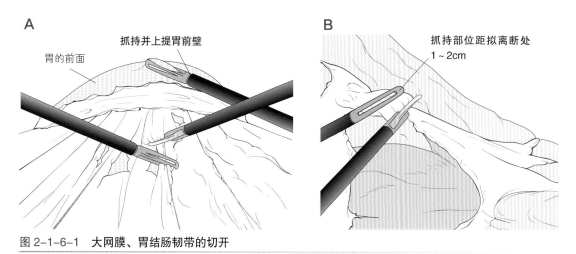

图 2-1-6-1　大网膜、胃结肠韧带的切开

A. 开始切开
B. 切开的延长

横结肠与胃结肠韧带的边界。另外，在切开大网膜与胃结肠韧带时，应注意避免损伤横结肠。

剥离粘连的原则

「A」　粘连处无血管。

「B」　粘连处具有两端。

「C」　寻找粘连点（"金字塔"的顶点）。

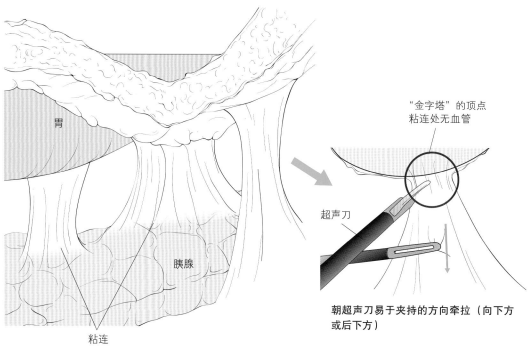

图 2-1-6-2　剥离胃后壁与胰腺前面的粘连

2. 胃网膜左动静脉位于网膜囊一侧→外侧入路

胃网膜左动静脉位于胃结肠韧带的内侧（**图2-1-6-3**）。首先切开胃结肠韧带至胃网膜左动静脉的索状结构附近，然后从外侧将大网膜、胃结肠韧带逐层剥离，接下来抓持胃网膜左动静脉，轻轻牵拉，使索状结构垂直（**图2-1-6-4A**）。利用"血管近旁的结缔组织疏松"这一特点，用剥离钳或超声刀的工作面在血管与周围结缔组织之间进行剥离（沿血管走行上下剥离的方法），将结缔组织自血管剥离，显露胃网膜左动静脉的根部（**图2-1-6-4B**）。上夹子后，用超声刀离断血管。脾胃韧带的脾脏下极侧1/3脂肪组织多、组织厚，脾脏下极往往与大网膜粘连，应特别注意避免脾脏牵拉损伤导致出血。从外侧逐步剥离很关键。另外，有时胰尾沿脾门上翘，必须注意避免胰腺的损伤。

第二篇 实践篇

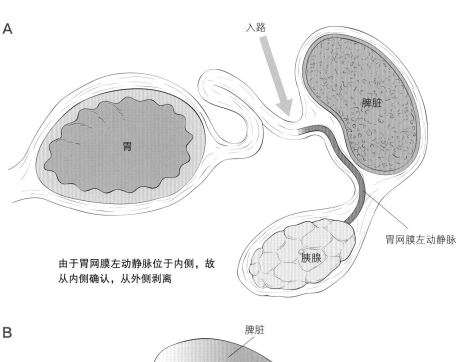

A

入路

脾脏

胃

由于胃网膜左动静脉位于内侧，故从内侧确认，从外侧剥离

胃网膜左动静脉

胰腺

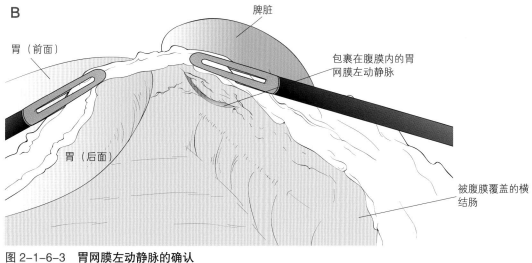

B

脾脏

胃（前面）

包裹在腹膜内的胃网膜左动静脉

胃（后面）

被腹膜覆盖的横结肠

图2-1-6-3 **胃网膜左动静脉的确认**

A. 胃网膜左动静脉的位置
B. 胃网膜左动静脉的确认

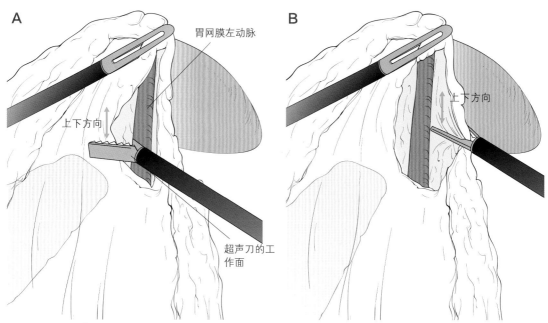

抓持、上提胃网膜左动脉，展开术野。呈铲状使用超声刀的工作面

图 2-1-6-4　胃网膜左动静脉根部周围组织的剥离

A. 显露血管根部的内侧
B. 显露血管根部的外侧

3. 自胃壁剥离 No.4d 淋巴结，使附着于胃的大网膜、胃结肠韧带呈板状

　　将包含拟清扫 No.4d 淋巴结在内的胃结肠韧带上提，助手钳子与术者左手钳子将胃结肠韧带展开，使之呈"垂直位的板状结构"。此时，应注意利用重力的作用。使板状结构与术者右手方向一致，适当牵拉，则操作较容易（**图 2-1-6-5A、B**）。从胃体向脾胃韧带方向，沿胃壁离断胃网膜左动静脉的胃支，此时应特别注意避免损伤胃壁。靠近脾脏下极后，与大网膜的切开线连接，完成 No.4d 淋巴结的清扫。

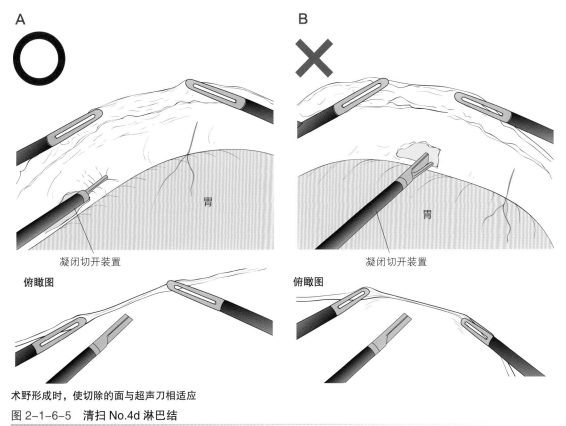

A. 术野良好〔○〕
B. 术野不良〔×〕

术野形成时，使切除的面与超声刀相适应

图 2-1-6-5 清扫 No.4d 淋巴结

A. 术野良好〔○〕
B. 术野不良〔×〕

技术认定考试合格确认清单

☐胃网膜左动脉与 No 4d 淋巴结清扫要点（3）

☐如下步骤中需注意避免脏器损伤

（1）胃结肠韧带的处理

（2）胃网膜左动静脉的处理

（3）No.4d 淋巴结清扫

第1部分　腹腔镜下远端胃切除术

第6章 "处理"血管

第2节　胃主要血管的处理方法
（1. 大弯侧：胃网膜右动静脉与幽门下动脉）

技术认定考试合格的通行证

掌握胃切除术中唯一不伴行的胃网膜右动静脉的处理方法。

✔ **要点**

（1）剥离胃幽门部与结肠系膜之间的粘连。

（2）剥离胰头前面的生理性融合层面（胃网膜右静脉的确认）。

（3）显露幽门下的血管根部。

手术技术入门

　　作为初学者，不少外科医生感到腹腔镜下胃切除术中胃网膜右动静脉的处理，也就是 No.6 淋巴结的清扫最为困难。本章复习前面章节提到的"胰头前面的剥离方法"等内容，讲述幽门下的血管显露与离断方法。

　　为了显露胃网膜右动静脉的根部，需对胰头前面及幽门下区域进行 3 种剥离操作，即：**１剥离胃幽门部与结肠系膜之间的粘连**；**２剥离胰头前面的生理性融合**；**３显露幽门下的血管根部**。3 种剥离操作均有其技巧。应掌握确认胃网膜右动静脉与幽门下动脉前方的剥离方法及这些血管的处理方法。

为显露胃网膜右动静脉根部而进行的剥离操作

「A」　　剥离胃幽门部与结肠系膜之间的粘连。

「B」　　剥离胰头前面的生理性融合。

「C」　　显露幽门下的血管根部。

要点解说

1. 剥离胃幽门部与结肠系膜之间的粘连

几乎所有的病例均可见到胃幽门部与结肠系膜之间的粘连。粘连严重的病例，有时可见到胃后壁与胰腺前面之间存在粘连。对于这类患者，首先通过剥离，完全开放网膜囊，这非常重要。首先，助手有意识地利用重力作用，用钳子将胃后壁抓持、上提，这样就可将粘连处如同帐篷状展开。

粘连的特征是：**1 粘连处无血管；2 粘连处具有两端；3 粘连点如同"金字塔"的顶点**。通过摇旗操作，确认粘连处的背面，左手钳子抓持、牵拉拟切开处的近旁，将"金字塔"的顶点部分凝固、切开。如在"金字塔"的顶点下方切开，有时会切开含有血管的肠系膜，导致出血或严重并发症（**图2-1-6-6**）。从左往右剥离粘连，则到达幽门管附近。在这一部位，有时可见胃小弯与结肠系膜、胃大弯与结肠系膜的粘连。采用上述同样的操作，剥离粘连。完成粘连剥离后，结肠系膜就伸展开来，便可确认胰腺下缘。另外，有时可见结肠中静脉。

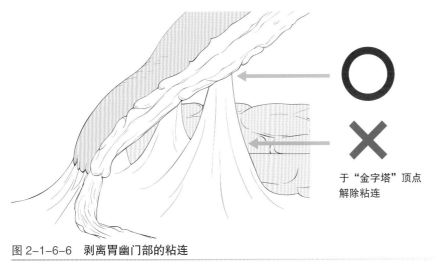

于"金字塔"顶点
解除粘连

图2-1-6-6 剥离胃幽门部的粘连

操作不良（×）
操作良好（○）

2. 剥离胰头前面的生理性融合层面（胃网膜右静脉的确认）

在胰头部，理论上存在4层膜状结构。由大网膜向右侧伸展形成的右膈结肠韧带与横结肠系膜的一部分，构成了胰头部的生理性融合（**图2-1-6-7A、B**）。将结肠中静脉根部附近胰腺下缘的结肠系膜前叶朝远离胰腺方向牵拉，用超声刀开窗后，开始剥离生理性融合（**图2-1-6-8**）。剥离时，组织牵拉方向的基本原则是：**1 远离脏器的方向；2 朝组织剥除的方向；3 远离后腹膜的方向**。胰头前面剥离生理性融合的要点是：**1 生理性融合层面内无血管；2 朝远离胰头方向牵拉；3 切开时，膜状结构与超声刀平行**。换而言之，左手钳子抓持先前开窗处的一端，朝远离胰头方向轻轻牵拉，右手钳子平行纤维方向，如同抚摸胰头部一样进行剥离（**图 2-1-6-9A**）。剥离约 1cm 后，将拟离断的膜状结构的外侧维持在右手钳子的平行方向，进行凝固、离断（**图 2-1-6-9B**）。反复操作，直至十二指肠第 2 段。

通过以上操作，从外侧开始逐层切开，则透过胰前筋膜，可见到胃网膜右静脉（**图 2-1-6-10A**）。用剥离钳将胃网膜右静脉根部两侧的膜浅浅打开，确保静脉与胰腺之间的空间。上夹子夹闭后，用超声刀离断（**图 2-1-6-10B**）。

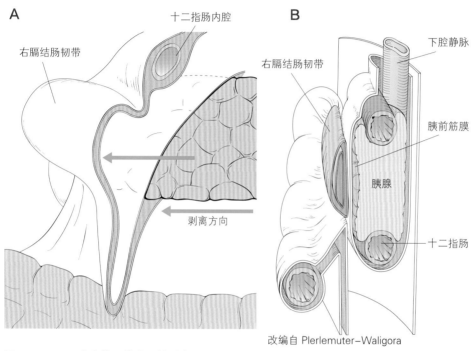

改编自 Plerlemuter-Waligora

图 2-1-6-7 胰头前面的生理性融合

A. 膜状结构
B. 断面

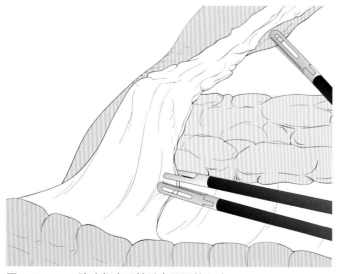

图 2-1-6-8 胰头部生理性融合层面的入路

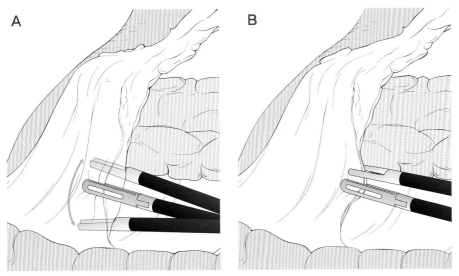

图 2-1-6-9 剥离、切开胰头部的生理性融合

A. 剥离
B. 切开

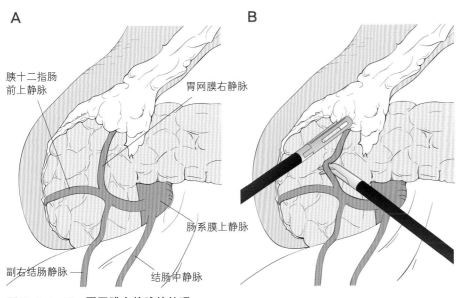

图 2-1-6-10 胃网膜右静脉的处理

A. 确认
B. 离断

3. 显露幽门下的血管根部

接着显露胃网膜右动脉根部与幽门下动脉。首先，于十二指肠球部后方与胰腺前面之间剥离，显露胃十二指肠动脉（**图 2-1-6-11**）。向胃十二指肠动脉的末梢侧追溯，则可确认胃网膜右动脉的根部（分叉处），将分叉处外侧的结缔组织向远离胰腺方向牵拉，则可见到十二指肠、胰腺与胃网膜右动静脉构成的三角形区域。剥离、切开该组织板，则可

轻易显露胃网膜右动脉根部的前面（**图2-1-6-12A**）。胃网膜右动脉与幽门下动脉之间无血管交通支，结缔组织平行血管的走行，故剥离钳以垂直纤维方向进行剥离，则可实现胃网膜右动脉后方的无血剥离（**图2-1-6-12B**）。剥离时应注意如下几点：**1剥离的位置**、**2剥离的方向**、**3剥离的宽度**、**4剥离的深度**、**5剥离部分的个数**。胃网膜右动脉根部上夹子后，首先用超声刀凝固、离断，然后用剥离钳轻压十二指肠球部，通过上下操作，剥离幽门下动脉（**图2-1-6-13**）。幽门下动脉有2~3支，将其与周围的结缔组织一并上夹子后，凝固、离断。

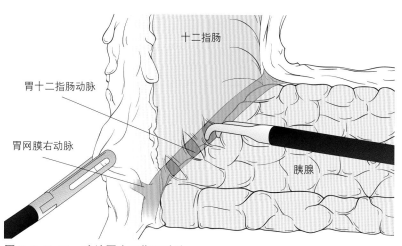

图2-1-6-11　确认胃十二指肠动脉

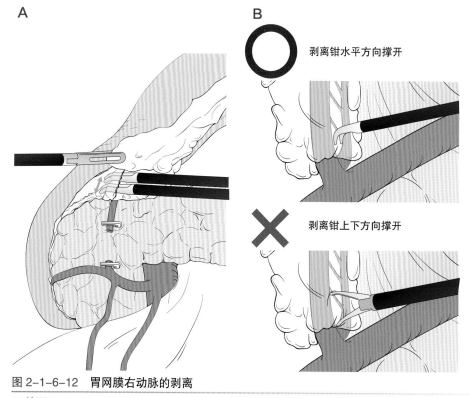

图2-1-6-12　胃网膜右动脉的剥离

A. 前面
B. 后面

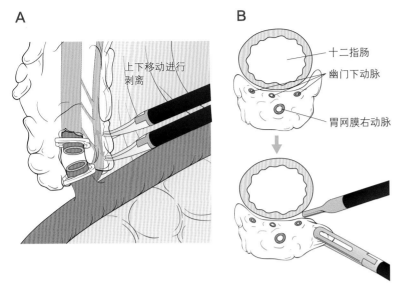

图 2-1-6-13 幽门下动脉的处理

A. 剥离操作
B. 剥离操作的断面图

技术认定考试合格确认清单

☐ 为显露胃网膜动静脉而进行的剥离操作（3步）

☐ 胃幽门部与结肠系膜之间粘连的特点（3）

☐ 剥离操作时，组织牵拉方向的一般原则（3）

☐ 剥离胰头前面生理性融合的技巧（3）

☐ 胃网膜右动脉根部的确认及剥离要点（位置确认、血管前面的剥离、血管后面的剥离）（3）

☐ 剥离幽门下动脉根部的要点（1）

第 1 部分　腹腔镜下远端胃切除术

第 6 章 "处理"血管

第 3 节　胃主要血管的处理方法
（2. 小弯侧：胃右动脉）

技术认定考试合格的通行证

掌握无血管区的入路及确认由两层膜包绕的胃右动脉根部的方法。

✔ 要点

（1）上提胃右动脉，展开无血管区并开窗。

（2）内、外侧两层膜的处理。

（3）闭合胃右动脉时的注意点（变异亚型的存在）。

手术技术入门

　　腹腔镜下胃切除术中，血管变异较多的是小弯侧血管。伴随着如 Adachi 分型所示的腹腔动脉变异，可见肝动脉、胃右动脉等血管的分支变异。因此，在处理胃右动脉时，通过术前 CT 确认其分支形态与走行非常重要。

　　在胃的主要动脉中，胃右动脉是最细的血管。处理血管时，必须注意：**1 根据血管的解剖学特征选择入路；2 根据血管周围的组织特征进行剥离操作；3 安全闭合血管。**望能掌握避免出血与血管误认的胃右动脉处理入路与剥离操作。

> **处理胃右动脉的必要操作**
>
> 「A」　根据血管的解剖学特征选择入路。
>
> 「B」　根据血管周围的组织特征进行剥离操作。
>
> 「C」　安全闭合血管。

要点解说

1. 上提胃右动脉，展开无血管区并开窗

切开小网膜后，处理胃右动脉。胃右动脉通常发自肝固有动脉，在十二指肠近旁迂回并经幽门小弯侧沿胃壁走行。助手钳子将打开的小网膜断端及胃右动脉一并上提，十二指肠上方的无血管区即可展开并得以确认（**图 2-1-6-14**）。用剥离钳或超声刀在无血管区开窗，则可见到包绕胃右动脉前后的两层薄膜（**图 2-1-6-15A**）。首先将前面薄膜向胃右动脉根部方向切开，再将后面的薄膜切开（**图 2-1-6-15B**）。在剥离薄膜的过程中，用超声刀工作面刺入无血管区操作较容易。

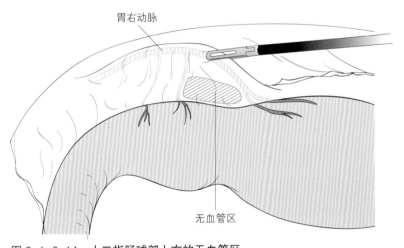

图 2-1-6-14 十二指肠球部上方的无血管区

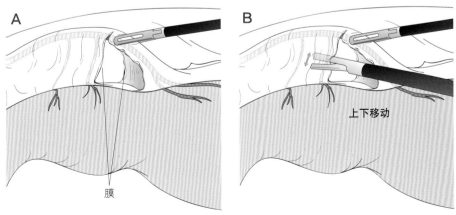

图 2-1-6-15 从无血管区向胃右动脉根部剥离的入路
A. 两层膜包绕的胃右动脉
B. 采用超声刀工作面剥离膜状结构

2. 内、外侧两层膜的处理

　　随着胃右动脉周围组织的剥离，助手钳子或术者左手钳子将胃右动脉垂直上提，则可轻易推测胃右动脉根部的位置。该部位有外侧与内侧两层薄膜包绕，分别将两侧薄膜剥离，显露胃右动脉的发出部位（**图2-1-6-16A**）。剥离血管表面的这两层薄膜时，可呈"铲状"使用超声刀的工作面。一般来说，在消化外科领域，结缔组织较疏松的部位是：**❶主要血管的根部周围；❷消化道近旁；❸膜状结构覆盖的凹陷处**。将超声刀工作面沿血管壁操作，根据结缔组织的走行方向，上下剥离较容易（**图2-1-6-16B**）。使用超声刀切开时，应注意气蚀效应。

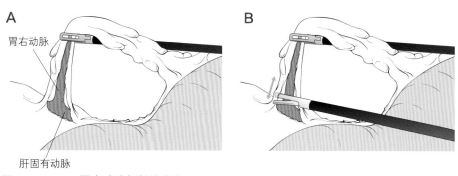

胃右动脉

肝固有动脉

图2-1-6-16　**胃右动脉根部的确认**
A. 两层膜包绕的胃右动脉根部
B. 血管周围膜状结构的切开、离断

在消化外科领域，结缔组织较疏松的部位是

「A」　　主要血管的根部周围。

「B」　　消化道近旁。

「C」　　膜状结构覆盖的凹陷处。

---

3. 闭合胃右动脉时的注意点（变异亚型的存在）

　　胃右动脉根部显露后，将其闭合、离断。但在闭合前，最好确认血管的走行及有无变异（发自哪根动脉）。罕见情况有肝固有动脉阙如，胃右动脉发自左右肝动脉或胃十二指肠动脉等。

　　胃右动脉的闭合，可上夹子，或采用超声刀或血管闭合系统进行凝固、离断。此时应注意的是，避免闭合或损伤上提的肝固有动脉（**图2-1-6-17A、B**）。

A
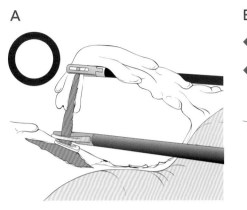

B
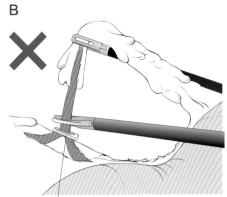

肝固有动脉被夹子夹闭

图 2-1-6-17　胃右动脉的闭合

A. 闭合良好〔○〕
B. 闭合不良〔×〕

技术认定考试合格确认清单

□胃右动脉处理的 3 个步骤

□在消化外科领域，结缔组织疏松的 3 个部位

第1部分　腹腔镜下远端胃切除术

第6章 "处理"血管

第4节　胃主要血管的处理方法
（2. 小弯侧：胃左动脉）

技术认定考试合格的通行证

掌握胃左动脉根部的处理方法。

✔ 要点

（1）术野形成的原则是展开胃胰皱襞。

（2）切开右侧膈肌脚上缘的腹膜，确认胃左动脉根部（胃左动脉的根部位于胃胰皱襞的网膜囊侧）。

（3）胃胰皱襞的U形切开与胃左动脉左侧的剥离。

手术技术入门

在胃的主要血管中，胃左动脉最为粗大，必须安全闭合。胃左动脉经由腹腔动脉走行，源自腹主动脉。由于膈下动脉发自腹腔动脉附近的腹主动脉或腹腔动脉本身，在处理胃左动脉时，必须注意膈下动脉贲门胃底支的损伤。另外，胃左静脉汇入脾静脉或门静脉，走行多变，可走行于肝总动脉的腹侧或背侧。胃左动静脉伴行之处位于胃胰皱襞内。为了安全处理胃左动静脉，应注意：**1术前确认血管的走行；2经正确入路，确认血管根部；3血管周围的仔细剥离操作**。通过学习本章希望读者掌握胃左动静脉的确认与可靠的闭合方法。

安全处理胃左动静脉的要点

「A」　术前确认血管的走行。

「B」　经正确入路，确认血管根部。

「C」　血管周围的仔细剥离操作。

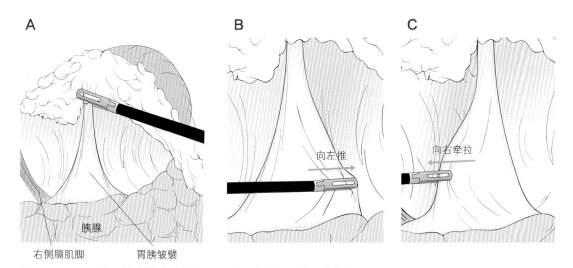

图 2-1-6-18　处理胃胰皱襞时的术野形成及术者左手钳子的操作

A. 助手钳子的术野暴露（胃胰皱襞的展开）
B. 胃胰皱襞右侧的术野暴露
C. 胃胰皱襞左侧的术野暴露

要点解说

1. 术野形成的原则是展开胃胰皱襞

胃左动静脉均走行于胃胰皱襞内。因此，在处理胃胰皱襞时，重要的有 3 点：**1 如何形成术野；2 从何处入手；3 如何剥离、切开。**

处理胃左动静脉时，术野形成以将胃左动静脉垂直展开为宜。助手大幅抓持、上提胃胰皱襞胃侧的包含血管在内的索状结构，使胃胰皱襞呈上提、展开的状态（**图 2-1-6-18A**）。在处理胃左动脉右侧（右侧膈肌脚上方）时，术者左手钳子夹持拟处理处附近的膜状结构；在处理胃左动脉左侧时，术者左手钳子抓持拟处理处稍偏胃侧的胃胰皱襞的腹膜。另外，操作时适时采用摇旗操作。此时，与腹腔镜的配合也很重要（**图 2-1-6-18B、C**）。

2. 切开右侧膈肌脚上缘的腹膜，确认胃左动脉根部（胃左动脉的根部位于胃胰皱襞的网膜囊侧）

为了确认胃左动脉根部及胃左静脉，切开右侧膈肌脚上缘的腹膜。首先，于胃胰皱襞根部与后腹膜交汇处，用超声刀开小窗（**图 2-1-6-19A**）。超声刀工作面刀头如铲状操作，剥离薄层腹膜，绕至胃胰皱襞右侧，将右侧膈肌脚上缘的腹膜切开。切开的诀窍是，左手钳子抓持前一次切开的组织端并轻轻牵拉。切开右侧膈肌脚上缘的腹膜，直至食管胃结合部附近。胃左动脉位于胃胰皱襞的内侧，切开右侧膈肌脚上缘的腹膜后，就很容易辨认了（**图 2-1-6-19B**）。

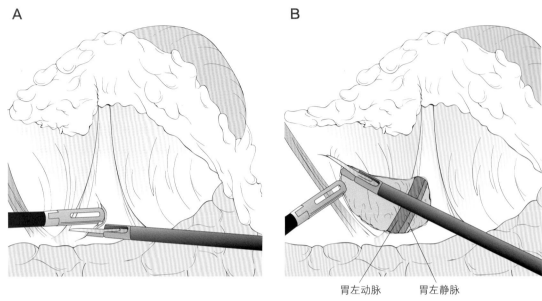

A   B

胃左动脉   胃左静脉

图 2-1-6-19　**胃左动脉右侧的处理**

A. 入路
B. 切开后腹膜〔胃胰皱襞右侧〕

3. 胃胰皱襞的 U 形切开与胃左动脉左侧的剥离

　　沿胃胰皱襞与胰腺上缘之间的边界，U 形切开胃胰皱襞左侧的腹膜（**图 2-1-6-20A**）。此时，确认脾动脉的根部，则后面的操作更容易。U 形切开腹膜后，对胃左动脉周围进行剥离，至显露其左侧壁。在胃左动脉根部与 No.7 淋巴结之间，沿动脉壁用剥离钳或超声刀进行剥离（**图 2-1-6-20B**）。在根部的稍末梢侧有血管分支，应加以注意。按胃左动脉左侧→腹腔动脉左侧→腹主动脉左侧的顺序，沿血管壁进行剥离，到达胰腺的背面。用超声刀清扫 No.7 淋巴结，再朝胃左动脉根部的头侧剥离，可全周显露胃左动脉根部（**图 2-1-6-20C**）。双重夹闭胃左动脉根部，用超声刀或血管闭合系统闭合、离断（**图 2-1-6-21**）。左手钳子夹持胰腺被膜与左侧膈肌脚之间的膜状组织，通过前后方向的摇旗操作，翻转胰腺，如同显露脾动脉壁一般，清扫胰腺上缘的 No.11p 淋巴结（**图 2-1-6-22**）。

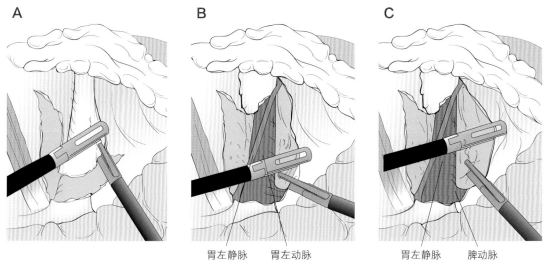

图 2-1-6-20 胃左动脉左侧及其后方的处理

A. U 形切开
B. 胃左动脉左侧的剥离
C. 胃左动脉后方的剥离

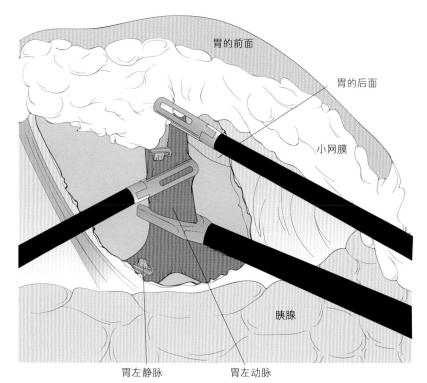

图 2-1-6-21 胃左动脉的离断（夹闭）

第二篇 实践篇

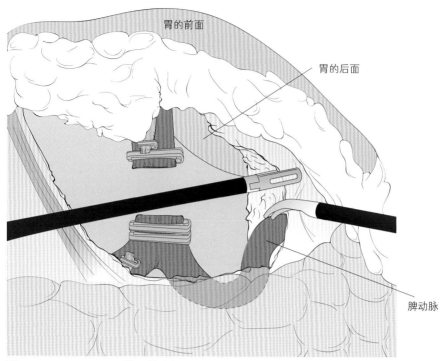

胃的前面

胃的后面

脾动脉

图 2-1-6-22 No.11p 淋巴结清扫

技术认定考试合格确认清单

□安全处理胃左动静脉的方法（3）

□处理胃胰皱襞时应考虑的问题（3）

第1部分 腹腔镜下远端胃切除术

第7章 出血的止血

胃切除术中易出血部位的处理

技术认定考试合格的通行证

了解出血好发部位！

✔ 要点

（1）胃大弯侧的出血好发部位。

（2）胃小弯侧的出血好发部位。

（3）后腹膜侧的出血好发部位。

手术技术入门

与开腹手术相比，腹腔镜手术止血较困难，故预防出血极为关键。为此，**1** 对解剖的理解，**2** 术前 CT 确认血管走行及有无变异，**3** 对组织的保护性操作，就很重要。另外，理解出血相关知识，即 **1** 何处出血，**2** 什么样的操作会出血，**3** 出血频率有多高等，对于避免术中出血很有必要。出血导致术野不清，血液色调导致亮度不够，可能导致手术质量下降。腹腔镜手术比开腹手术更需要掌握出血的相关知识。

预防出血的重要措施

「A」 对解剖的理解。

「B」 术前 CT 确认血管走行及有无变异。

「C」 对组织的保护性操作。

要点解说

1. 胃大弯侧的出血好发部位

胃大弯侧的出血好发部位包括：**1** 脾脏损伤；**2** 胃网膜动静脉损伤；**3** Henle 静

脉干损伤；**4 幽门下区域损伤**等。

脾脏损伤：脾脏下极往往与大网膜粘连，牵拉易导致脾脏被膜损伤（**图2-1-7-1**）。通过压迫或电凝止血。止血时，解除脾胃韧带的张力很关键。

胃网膜动静脉损伤：抓持大网膜上提胃时，大网膜的抓持损伤或牵拉损伤可导致出血，可通过上夹子或能量器械止血。上提胃的操作时，切记避免夹持大网膜，而是要抓持胃壁（前壁或后壁）。

Henle静脉干损伤：牵拉或能量器械可导致副结肠静脉汇入Henle静脉干处（**图2-1-7-2**）。由于静脉压高，出血量大，有时止血很困难。

幽门下区域损伤：在胃网膜右动静脉与幽门下动静脉之间进行剥离时，其分支可出现机械性损伤。应注意剥离钳的使用及剥离的方向。

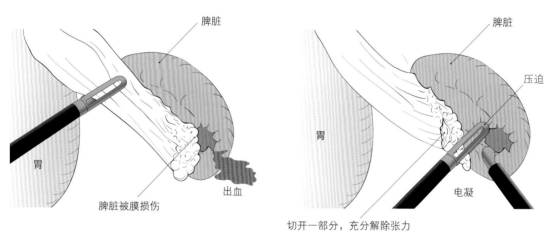

图2-1-7-1　脾损伤

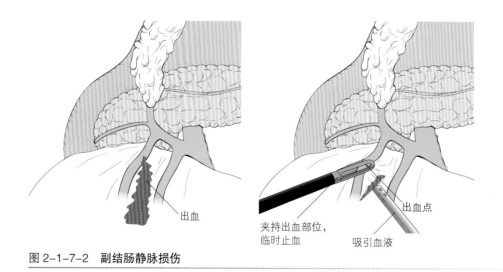

图2-1-7-2　副结肠静脉损伤

2. 胃小弯侧的出血好发部位

胃小弯侧的出血好发部位包括：**1 胃胰皱襞；2 胃食管结合部附近的静脉；3 胃左静脉的胃壁属支**等。

胃胰皱襞：处理胃左动静脉时，需将胃胰皱襞展开、上提。胃胰皱襞的中枢侧血管分支较少，而胃侧分支多，为上提胃胰皱襞而抓持小网膜，可导致血管损伤。用扁平钳夹持预定离断处的胃左动静脉很重要（**图2-1-7-3**）。另外，胃左动脉离断后，向头侧切开时，有时可出现膈下动脉发出的贲门胃底支，误认可导致损伤，应予以注意（**图2-1-7-4**）。

胃食管结合部附近的静脉：切开小网膜，接近食管胃结合部时，有来自膈肌的血管分支。采用能量器械小心离断。

胃左静脉的胃壁属支：清扫 No.1,3 淋巴结时，将流入、流出胃壁的胃左动静脉分支用能量器械进行闭合。此时如损伤血管，可导致出血。能量器械小口闭合可预防损伤（**图2-1-7-5**）。

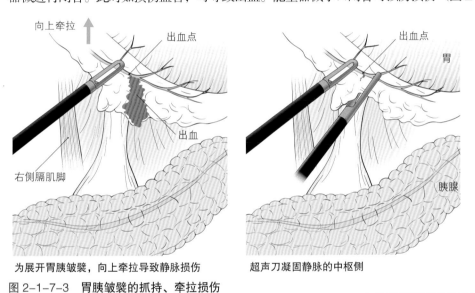

为展开胃胰皱襞，向上牵拉导致静脉损伤　　　超声刀凝固静脉的中枢侧

图 2-1-7-3　**胃胰皱襞的抓持、牵拉损伤**

图 2-1-7-4　**贲门胃底支的误认损伤**

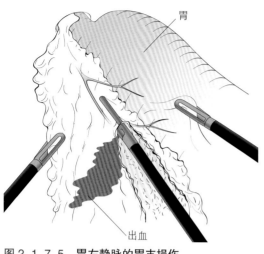

胃

出血

图 2-1-7-5　胃左静脉的胃支损伤

3. 后腹膜侧的出血好发部位

后腹膜侧的出血好发部位包括：**❶No.8a 淋巴结右侧；❷No.8a 淋巴结左侧；❸胰腺上缘**等。

No.8a 淋巴结右侧：损伤 No.8a 淋巴结汇入门静脉的细小静脉可导致出血。在解剖学上理解这类小血管束的存在，利用能量器械确诊凝固是关键（**图 2-1-7-6**）。

No.8a 淋巴结左侧：与右侧一样，胃左动脉根部尾侧存在 No.8a 淋巴结汇入脾静脉的小血管束，闭合血管时，必须意识到这些血管的存在（**图 2-1-7-7**）。

胰腺上缘：胰腺与 No.8a 淋巴结之间有 3~4 支细小静脉相连。上提、剥离 No.8a 淋巴结时，必须注意避免牵拉损伤及剥离时的机械损伤。

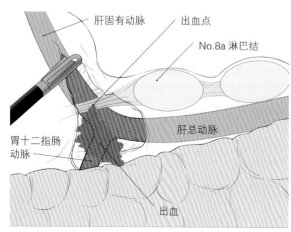

肝固有动脉　　出血点

No.8a 淋巴结

胃十二指肠动脉

肝总动脉

出血

图 2-1-7-6　处理 No.8a 淋巴结右侧时出血

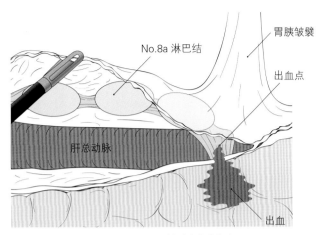

图 2-1-7-7　处理 No.8a 淋巴结左侧时出血

技术认定考试合格确认清单

□胃大弯侧的出血好发部位（4）

□胃小弯侧的出血好发部位（3）

□后腹膜侧的出血好发部位（3）

第1部分 腹腔镜下远端胃切除术

第8章 脏器"再连接"

第1节 胃部分切除术后重建技巧

技术认定考试合格的通行证

掌握腹腔镜下远端胃切除术的重建技巧。

✔ 要点

（1）采用管型吻合器进行 Billroth-Ⅰ式吻合的技巧。

（2）Roux-en Y 吻合：残胃空肠吻合与空肠空肠吻合的技巧。

（3）Roux-en Y 吻合：十二指肠残端的处理与内疝的预防。

手术技术入门

　　胃部分切除术后的重建以 Billroth-Ⅰ式为多。近年来，随着日本自动缝合器进入医保，Roux-en Y 重建有所增加。自动缝合器进行 Billroth-Ⅰ式吻合，主要采用管型吻合器。使用管型吻合器进行 Billroth-Ⅰ式重建，需注意的是：**1吻合口狭窄**；**2吻合口漏**；**3吻合口远端的十二指肠狭窄**。而 Roux-en Y 吻合的并发症包括：**1十二指肠残端漏**；**2残胃空肠吻合口漏与狭窄**；**3Roux-en Y 综合征**。无论哪种重建方法，均需充分理解肠管与自动缝合器的特性，避免发生吻合口并发症。

Billroth-Ⅰ式吻合的注意点

「A」　吻合口狭窄。

「B」　吻合口漏。

「C」　吻合口远端的十二指肠狭窄。

```
Roux-en Y 吻合的并发症

「A」  十二指肠残端漏。

「B」  残胃空肠吻合口漏与狭窄。

「C」  Roux-en Y 综合征。
```

要点解说

1. 采用管型吻合器进行 Billroth- Ⅰ式吻合的技巧

近年来，尽管开发出采用直线切割闭合器进行 Billroth- Ⅰ式残胃十二指肠吻合的方法（如 Delta 吻合等），但开展更多的还是采用管型吻合器进行残胃十二指肠吻合。残胃十二指肠吻合有多种方法，但最基本的是，在辅助切口下，将管型吻合器的钉砧头置入十二指肠，切开胃前壁，插入吻合器，顶针自胃后壁或大弯、肛侧穿出，与钉砧头中心杆对接后进行激发的方法（图 2-1-8-1A、B）。进行正确吻合的要点是：**❶采用直径 27mm 以上的管型吻合器；❷钉砧头确切置入十二指肠（"酒壶"制作）；❸经残胃后壁（距离断端 2cm 以上）或大弯、肛侧穿出吻合器的顶针**。①采用直径 27mm 以上的吻合器能防止狭窄；②"确切的酒壶制作"能防止吻合口漏（图 2-1-8-2A、B）；③吻合器顶针从何处穿出仍有争议，但如自残胃后壁穿出，则为了保证胃闭合线与吻合口之间残胃的血供，需要离断端 2cm 以上。另外，如自大弯、肛侧穿出，为防止十二指肠扭转，应使残胃大弯侧与十二指肠大弯侧一致，减少十二指肠的剥离范围（图 2-1-8-3A、B）。

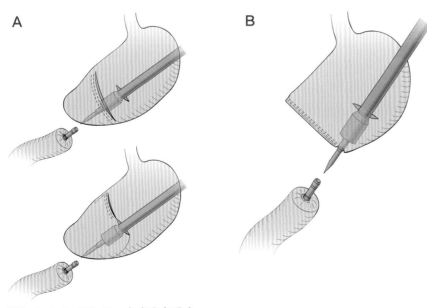

图 2-1-8-1 Billroth- Ⅰ式吻合重建

A. 残胃后壁吻合
B. 残胃断端吻合

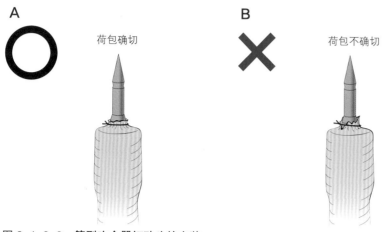

图 2-1-8-2 管型吻合器钉砧头的安装

A. 安装良好（○）
B. 安装不良（×）

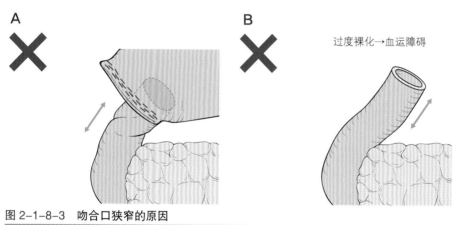

图 2-1-8-3 吻合口狭窄的原因

A. 残胃扭转
B. 十二指肠过度裸化

2. Roux-en Y 吻合：残胃空肠吻合与空肠空肠吻合的技巧

经辅助切口，将小肠拉出体外，进行小肠小肠吻合及胃空肠吻合。不少腹腔镜外科医生经历过完成两个吻合后，发现上提空肠扭转，只能重新吻合的窘境。为了防止发生这样的现象，吻合的顺序就很重要。也就是最好先行空肠空肠吻合，再行残胃空肠吻合。多数教科书建议空肠空肠吻合口距离 Treiz 韧带 20cm，但我们选择在距离 Treiz 韧带 30cm 处（**图 2-1-8-4**）。我们认为小肠的起搏点位于上提空肠内，容易出现 Roux-en Y 综合征。

小肠的离断与小肠小肠吻合采用白钉仓，残胃空肠吻合采用蓝钉仓。从吻合口狭窄的角度，需重视直线切割闭合器的共同开口关闭。尤其是残胃空肠吻合时，直线切割闭合器的共同开口沿长轴方向关闭较好。胃壁较肠壁厚，如沿短轴方向关闭共同开口，则共同开口牵拉呈椭圆形，可能导致功能性狭窄（**图 2-1-8-5A、B**）。

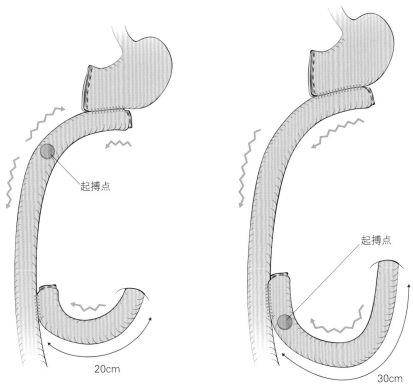

起搏点

起搏点

20cm

30cm

图 2-1-8-4 空肠空肠吻合的位置

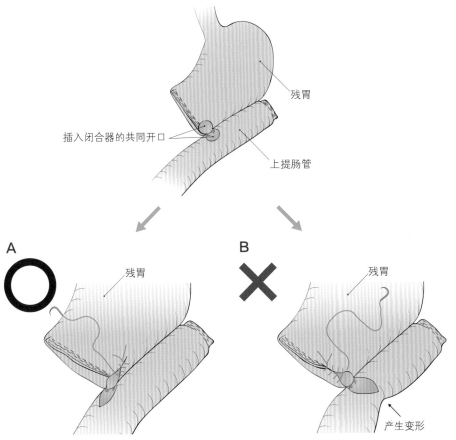

残胃

插入闭合器的共同开口

上提肠管

A

残胃

B

残胃

产生变形

图 2-1-8-5 残胃空肠吻合：直线切割闭合器共同开口的关闭（经辅助切口手工缝合）

A. 良好（○）
B. 存在狭窄风险（×）

3. Roux-en Y 吻合：十二指肠残端的处理与内疝的预防

Roux-en Y 吻合严重的吻合不全是十二指肠残端漏。十二指肠无起搏细胞，大量的胆汁、胰液等消化液容易潴留。因此，容易出现腔内压力升高，影响血供，从而出现吻合口漏。一旦发生残端漏，由于消化液的消化活性强，可出现自我消化，导致严重后果。因此，不少机构采用与开腹手术一样的加强浆肌层的方法。此时，需注意如下问题：采用直线切割闭合器离断十二指肠时，因 3 排钉的宽度大，进行浆肌层加强时，如靠近闭合线进针，则会导致闭合钉打开（开腿）（**图 2-1-8-6A、B**）。因此，在浆肌层包埋缝合时，进针务必留有余地，不可太靠近闭合线。

另外，腹腔镜手术后腹腔内粘连少，小肠进入横结肠系膜与上提小肠系膜之间的间隙出现内疝的概率增加。因此，必须将横结肠系膜（或后腹膜）与上提空肠系膜进行缝合，关闭间隙（**图 2-1-8-7**）。

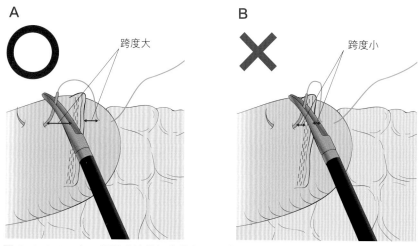

图 2-1-8-6　十二指肠残端的闭合线包埋（腹腔镜下）

A. 良好（○）
B. 不良（×）

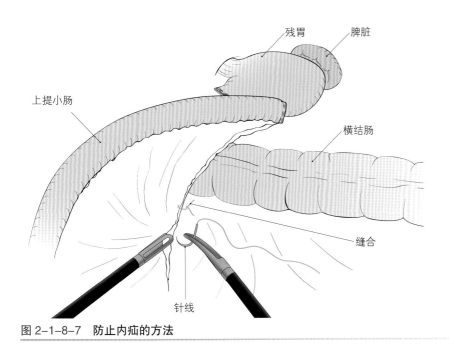

图 2-1-8-7 防止内疝的方法

技术认定考试合格确认清单

□利用管型吻合器进行 Billroth-Ⅰ式吻合的吻合口并发症（3）

□ Billroth-Ⅰ式残胃十二指肠吻合要点（3）

□ Roux-en Y 吻合的吻合口相关并发症（3）

□ Roux-en Y 吻合十二指肠残端浆肌层缝合的注意点（1）

第 1 部分　腹腔镜下远端胃切除术

第 8 章　脏器"再连接"

第 2 节　胃全切除术后的重建技巧

> 技术认定考试合格的通行证
>
> **掌握腹腔镜下胃全切除术的消化道重建技巧。**

✔ 要点

（1）预防食管空肠吻合口漏的技巧：食管离断时的要点。

（2）预防食管空肠吻合口漏与狭窄的技巧：吻合时的要点。

（3）肠管盲端处理的技巧：上提空肠断端与十二指肠断端。

手术技术入门

　　与胃部分切除术相比，胃全切除术后并发症发生率高，尤其是 **1胰漏、2食管空肠吻合口漏、3十二指肠残端漏等发生率高**。腹腔镜下胃全切除术尚不可以说是确定性的手术，其重建多采用结肠前的 Roux-en Y 吻合。结肠前入路 Roux-en Y 吻合造成临床困扰的并发症包括 **1管型吻合器食管空肠吻合的吻合口漏、2十二指肠残端漏、3上提空肠与后腹膜间隙之间的内疝等**。这些并发症，一旦发生，术后可对患者造成重大创伤，甚至出现致死性并发症。技术认定制度将远端胃切除术作为考核对象，但胃全切除术病例日益增多，本章还是要介绍其吻合口漏的预防方法。

要点解说

1. 预防食管空肠吻合口漏的技巧：食管离断时的要点

　　食管手术后，医生看到取出的标本有时会很吃惊。食管的肌层发达，收缩能力强。胃全切除术中，食管与胃离断后，往往可见食管断端缩入纵隔的现象。不难想象，Roux-en Y 吻合时食管收缩会对食管空肠吻合造成张力（**图 2-1-8-8B**）。也就是说，可以想象吻合口存在张力，则容易出现静脉回流障碍。为了防止发生这种现象，重要的是尽量保留膈食管筋膜（**图 2-1-8-8A**）。对于因肿瘤进展，只能切除膈食管筋膜的患者，将食管固定于膈肌或在膈肌正中切口充分打开食管裂孔也是重要的手段（**图 2-1-8-9A、B**）。上提空肠与膈肌等进行固定，可能增加吻合口张力，必须避免。

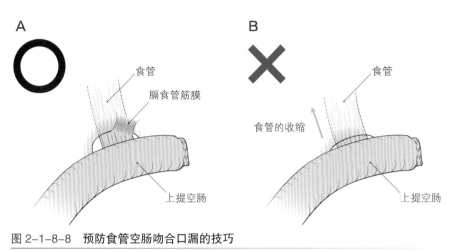

图 2-1-8-8 预防食管空肠吻合口漏的技巧

A. 良好（〇）
B. 不良（×）

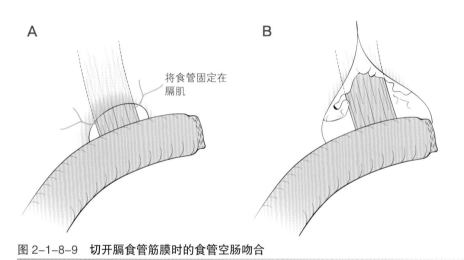

图 2-1-8-9 切开膈食管筋膜时的食管空肠吻合

A. 食管的固定
B. 纵隔的开放

2. 预防食管空肠吻合口漏与狭窄的技巧：吻合时的要点

为了避免发生腹腔镜下食管空肠吻合口漏，除上述注意事项以外，食管空肠吻合时管型吻合器的激发也应注意。吻合时应注意：**❶管型吻合器钉砧头的安装；❷吻合器的安装；❸钉砧头与吻合器的对接与激发等步骤**。腹腔镜下将钉砧头置入食管断端非常困难，因此厂家开发出了经口置入的器械。如采用这一方法，则钉砧头中心杆穿出食管断端处的孔时务必最小。另外，选择合适尺寸的钉砧头，也与避免吻合口狭窄密切相关（25mm 以上，**图 2-1-8-10**）。而在体外将吻合器插入上提空肠并向食管断端一侧移动的技巧是：**❶将肠管固定于吻合器本体（防止旋转）；❷将上提空肠向食管断端侧移动时，应注意吻合器中心钉穿出小肠壁的出口有拉大可能（最好行缝合结扎）；❸为了便**

第二篇 实践篇

于腹腔镜观察，**经左上腹插入吻合器，腹腔镜自右侧插入**（图 2-1-8-11A、B）。钉砧头与吻合器对接、激发时的技巧是：**1 上提肠管的方向；2 避免上提肠管的黏膜与肠壁卷入**（图 2-1-8-12）；**3 吻合器的 B 形成钉高度由钉砧头与吻合器对接收紧的程度决定，故根据指示窗，适度收紧吻合器。**

3. 肠管盲端处理的技巧：上提空肠断端与十二指肠断端

胃全切除术后的 Roux-en Y 重建，上提空肠断端与十二指肠断端均为盲端。腹腔镜下远端胃切除术中十二指肠盲端的处理（闭合线的包埋）在前文中已经介绍。腹腔镜下胃全切除术中，同样也是将闭合线充分包埋，避免闭合钉开腿。有点无效腔形成的感觉即可。上提肠管断端的处理也一样（图 2-1-8-13）。开腹手术的缝合打结较多，但腹腔镜手术中采用连续缝合可缩短手术时间。

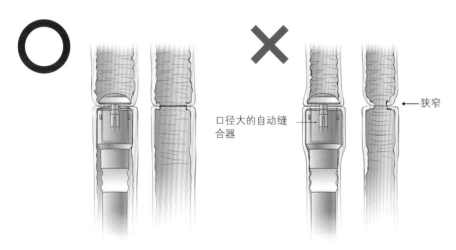

口径大的自动缝合器

← 狭窄

图 2-1-8-10 食管空肠吻合口狭窄的原因
使用大号自动缝合器

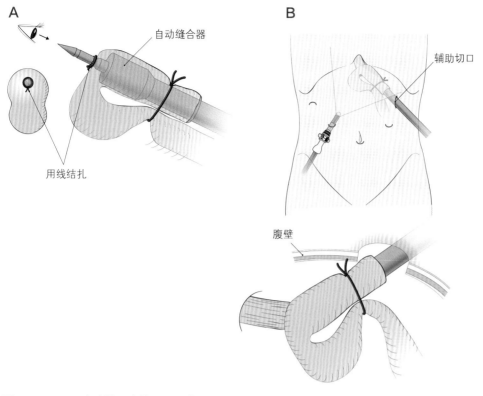

A

自动缝合器

用线结扎

B

辅助切口

腹壁

图 2-1-8-11 腹腔镜下食管空肠吻合

A. 上提空肠固定于吻合器
B. 食管空肠吻合时的辅助切口位置与腹腔镜位置

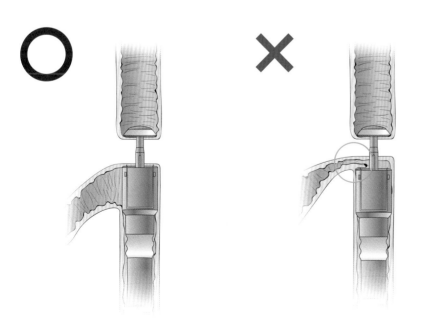

图 2-1-8-12 食管空肠吻合口狭窄的原因

上提肠管的黏膜或肠管卷入吻合处

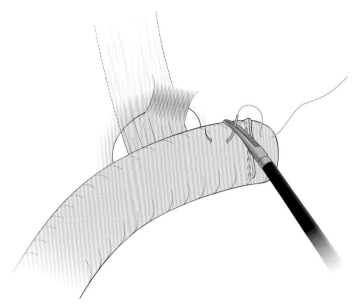

图 2-1-8-13　断端的包埋缝合（上提空肠断端）

技术认定考试合格确认清单

□胃全切除术的常见并发症（3）

□腹腔镜下胃全切除术（结肠前入路 Roux-en Y 吻合）的严重并发症

□食管空肠吻合的 3 个步骤

□体外将吻合器插入上提空肠，并移动至食管断端附近的技巧（3）

□食管空肠吻合时，钉砧头与吻合器对接、激发时的技巧（3）

□直线切割闭合器闭合的肠管断端的包埋技巧（3）

第1部分 腹腔镜下远端胃切除术

第9章 解决困难

胃切除困难时的解决方法

技术认定考试合格的通行证

掌握遇到困难时有助于做出正确判断的知识与技术！

✔ 要点

（1）无法获得良好术野时的解决方法。

（2）可能损伤了其他脏器时的解决方法。

（3）经辅助切口难以操作时的解决方法。

手术技术入门

　　腹腔镜手术比传统手术难度大。其原因是腹腔镜手术是在二维的腹腔镜视野下，利用缺乏触觉的钳子进行操作（杠杆运动）的。另外，腹腔镜辅助手术，力求通过小切口完成手术，有时很困难。从以上理由来看，腹腔镜手术中出现困难的情况包括：**1 无法获得良好的术野**；**2 损伤其他脏器**；**3 经辅助切口难以操作**等。遇到这样的困境，需要掌握思考其发生原因与理由的知识及有效应对的技术。应牢记的提示的是：**1 腹腔镜手术的特点**；**2 解剖学特点**；**3 手术器械的特点**。

遇到困难时，必须具备思考其发生原因与理由的知识及有效应对的技术。应牢记的提示

「A」　腹腔镜手术的特点。

「B」　解剖学特点。

「C」　手术器械的特点。

要点解说

1. 无法获得良好术野时的解决方法

腹腔镜手术中，如感到操作困难，应想到多因术野形成不良所致。往往是由于扶镜手的镜头位置不佳、助手钳子牵拉不好或术者左手钳子对术野微调整不到位。另外，患者BMI指数高、出血导致术野不清以及烟雾导致镜头模糊等也是操作困难的原因。重要的是判断其原因，进行调整，形成良好的术野。

助手钳子牵拉不好，难以维持良好术野的原因之一是粘连。例如，腹腔镜下胃切除术前接受内镜下黏膜剥离术（ESD）的患者，胃后面与胰腺表面发生严重粘连。因此，胃上提困难，难以展开术野。重要的是，首先剥离粘连，使胃体至幽门部可轻松上提（**图2-1-9-1**）。

BMI指数高的患者，操作难度大。其理由是：**１腹壁后，穿刺器的活动范围受限；２腹腔内空间狭小；３微细的血管丰富，容易出血等**（**图2-1-9-2A～C**）。操作时，应更加注意保护组织。

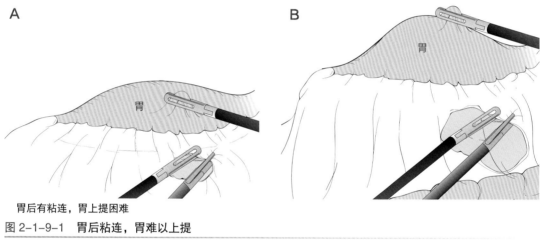

胃后有粘连，胃上提困难

图2-1-9-1　胃后粘连，胃难以上提

A. 胃上提困难的病例
B. 无粘连，胃可上提

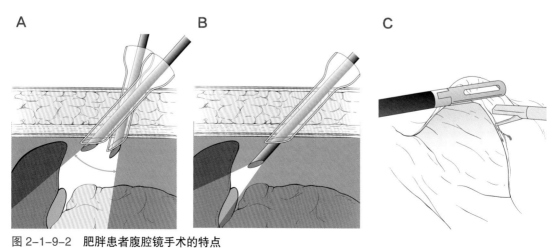

图2-1-9-2　肥胖患者腹腔镜手术的特点

A. 穿刺器活动范围受限
B. 腹腔内空间狭小
C. 微细血管发达

2. 可能损伤了其他脏器时的解决方法

处理其他脏器损伤时，必须考虑的是：**１什么器械造成损伤**；**２怎样的损伤**；**３术后可能出现何种后果**。

腹腔镜下胃切除术中的其他脏器损伤包括：**１大肠损伤**、**２脾脏损伤**、**３胰腺损伤**（图2-1-9-3A、B）、**４肝脏损伤等**。

多数是**１抓持、牵拉损伤**，**２剥离操作造成的损伤**，**３能量器械损伤**。必须注意**１出血**、**２空腔脏器损伤的腹腔内污染**、**３消化液漏出等**。另外，电器损伤或热损伤等可能导致迟发性消化道穿孔，操作时务必特别注意。手术中，应考虑"什么是不可做的"，而非"什么是非做不可的"。万一出现其他脏器损伤，必须按照传统的开腹手术处理，另外，有时也需要有中转开腹的勇气。

3. 经辅助切口难以操作时的解决方法

对于具有丰富开腹手术经验的术者，经辅助切口手术与利用长钳子操作一样让人疲惫。可能出现以下情况：**１拟处理的脏器，无法经辅助切口拉出体外**；**２看不到脏器的全貌，拉出来的脏器发生扭转**；**３手术器械中，无法安装自动缝合器**。遇到这种情况，应再次建立气腹，找出导致困难的原因。没有比感觉困难仍继续操作更危险的事情了。应记住，尚可延长辅助切口或采用近年来开展的全腹腔镜下进行吻合操作的方法。请再次确认，"安全操作"是作为微创手术的腹腔镜手术的必备条件。

第二篇 实践篇

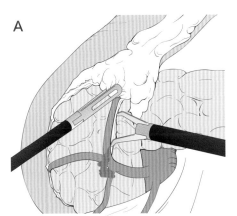

剥离胃网膜右静脉时，剥离钳的头端过深，损伤胰腺实质

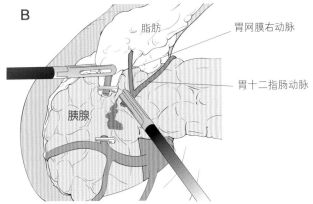

显露胃网膜右动脉根部时，误认沿血管存在的胰腺实质，导致胰腺组织被切开

图 2-1-9-3 胰腺损伤

A. 剥离钳导致胰腺损伤
B. 能量器械导致胰腺损伤

技术认定考试合格确认清单

□腹腔镜手术中出现困难的常见原因（3）

□遇到困难时，探寻原因的提示（3）

□助手钳子对胃牵拉不良的原因（1）

□肥胖患者腹腔镜手术困难的理由（3）

□其他脏器损伤时需考虑的问题（3）

□腹腔镜下胃切除术中的其他脏器损伤（4）

□其他脏器损伤的机制（3）

□其他脏器损伤时的表现（3）

□经辅助切口操作时的典型困难（3）

第 2 部分 腹腔镜下大肠切除术（乙状结肠 / 直肠前方切除术）

第 1 章 "确认"手术顺序

腹腔镜下乙状结肠切除术、腹腔镜下直肠前方切除术

技术认定考试合格的通行证

可流畅进行腹腔镜下乙状结肠切除术及腹腔镜下直肠前方切除术。

手术流程

第2部分　腹腔镜下大肠切除术（乙状结肠／直肠前方切除术）

第2章 "准备"手术

没有十足的准备就不可能成功

技术认定考试合格的通行证

腹腔镜下大肠切除术技术认定考试的第一步始于已经就绪的术前准备。

✔ **要点**

（1）肠管的术前处理。

（2）术前标记肿瘤位置。

（3）体位的固定及手术床旋转测试。

手术技术入门

　　"没有十足的准备就不可能成功"，这是职业棒球手野村克也的名言。腹腔镜手术也是如此，为达到手术的安全与准确，术前准备是关键。腹腔镜下大肠切除术不同于开腹手术，必须通过气腹确保操作空间，必须在缺乏触觉的情况下确定肿瘤位置，必须设定可旋转的手术体位。因此重要的三要素是：**1 通过术前常规准备预防肠管扩张；2 通过标记以在缺乏触觉的情况下判断肿瘤部位；3 设定可变换的体位并进行手术台的旋转测试**。技术认定考试的第一步始于已经就绪的术前准备。

安全进行腹腔镜下大肠切除术的术前准备

「A」　　通过术前常规准备预防肠管扩张。

「B」　　通过标记以在缺乏触觉的情况下判断肿瘤部位。

「C」　　设定可变换的体位并进行手术台的旋转测试。

要点解说

1. 肠管的术前处理

小肠扩张会妨碍术中视野，增加手术难度，术前机械性肠道准备是最初的关键处置步骤。

进展期癌容易发生狭窄，应正确判断 **1 泻药的种类与剂量**、**2 术前禁食的开始时间**、**3 术前留置经鼻胃管的必要性**。PEG（聚乙二醇；NIFLEC®）用于肠道准备效果好，但如怀疑肿瘤性肠管狭窄、老年患者伴肠动力低下、合并其他疾病，则采用 MAGCOROL® 或 Laxoberon®，从 1/2 或 1/3 的剂量开始，根据症状增加剂量是安全、有效的方法。不过，应减少不必要的术前禁食时间。

进展期癌患者的术前肠道准备

「A」　泻药的种类与剂量。

「B」　术前禁食的开始时间。

「C」　术前留置经鼻胃管的必要性。

---

2. 术前标记肿瘤位置

腹腔镜手术中无法触知肿瘤，如肿瘤未浸润浆膜，则术中确定肿瘤的位置非常重要。定位肿瘤的方法有 3 种：**1 注射染色法（点墨法）**、**2 术前上夹子、术中透视法**、**3 术中肠镜检查法**。最简便的方法是点墨法，术前准确注射染料，有助于顺利进行手术。

点墨法的注意事项是：**1 避免染料过度扩散；2 染料标记在肠管的腹侧；3 避免发生肠系膜炎**。具体来说，仰卧位时在液体储积的对侧注射染料，则可标记在肠管的腹侧，便于腹腔镜下观察。黏膜下注射生理盐水，制作黏膜丘，如在其中再注射 0.1~0.2mL 的墨汁，则即使是 1 周前进行点墨，也可避免墨汁过度弥散（图 2-2-1-1）。

如肿瘤位于直肠，则点墨可导致直肠系膜炎，故不应采用点墨法，而应通过术中肠镜确认肿瘤位置。为了避免充气导致肠管扩张，术中肠镜最好采用 CO_2 而非空气。无论采用什么方法，术中正确定位病变部位才是王道。

3. 体位的固定及手术床旋转测试

手术体位的原则是：**1 低膝截石位；2 头部、躯干及四肢固定；3 手术床进行旋转测试**。为了利用重力作用，推开小肠，采用头低位及右倾位。因此，防止躯干及四肢的过度牵拉及压迫导致神经损害非常重要。另外，该手术采用 DST（double stapling technique）法进行吻合，需采用截石位。

手术床安装支脚器，采用侧板、制动垫、充气垫等充分固定，则不必担心术中体位

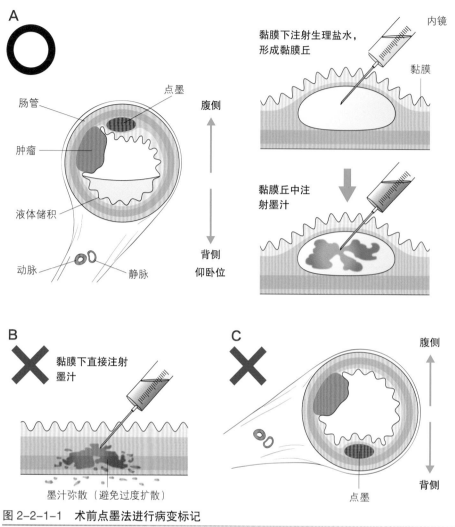

图 2-2-1-1　术前点墨法进行病变标记

A. 正确的点墨（○）
B. 不正确的点墨（×）。直接黏膜下点墨
C. 不正确的点墨（×）。直肠系膜侧点墨

移动（**图 2-2-1-2**）。摆好体位后，术前再一次采用头低位、右倾位，进行手术床旋转测试。另外，为了防止术者右手钳子操作受影响，采用截石位并降低右膝上抬高度也很重要。为了防止深静脉血栓，必须安装间歇性空气加压装置。

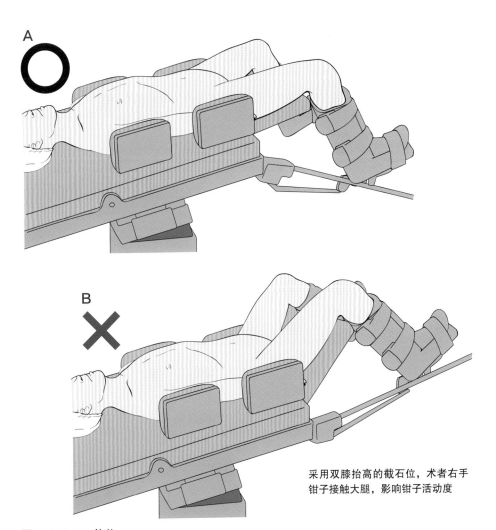

采用双膝抬高的截石位，术者右手钳子接触大腿，影响钳子活动度

图 2-2-1-2 体位

A. 正确的体位（○）

B. 不正确的体位（×）。双膝上抬过高，妨碍钳子操作

技术认定考试合格确认清单

□安全进行腹腔镜下大肠切除术的术前准备（3）

□进展期癌患者的术前肠道准备（3）

□术中肿瘤定位方法（3）

□点墨法的注意事项（3）

□手术体位（3）

第 2 部分　腹腔镜下大肠切除术（乙状结肠 / 直肠前方切除术）

第 3 章 "置入" 穿刺器

4 个操作孔操作的技巧

技术认定考试合格的通行证

乙状结肠切除术 / 直肠前方切除术中，沿长方形的顶点置入 4 个穿刺器。

✔ 要点

（1）操作孔的位置为长方形的顶点。

（2）术者或助手的 2 个操作孔的距离分别为 1 个拳头的大小。

（3）术者右手主操作孔的位置，根据直肠的离断线高低，适当偏中间、偏下方。

手术技术入门

　　腹腔镜手术中，操作钳、能量器械、自动缝合器等所有器械均通过穿刺器进出，故合理放置穿刺器非常重要。4 个操作孔的穿刺器位置、插入方向对于后面流畅的手术操作不可或缺。乙状结肠切除术、直肠前方切除术中，采用开放法于脐下置入 Hasson 型穿刺器，再插入患者右侧的术者操作孔穿刺器（12mm、5mm）及左侧的助手操作孔穿刺器（5mm、5mm）。技术认定考试的考核对象是乙状结肠癌及直肠 – 乙状结肠交界癌，原则上无须剥离脾曲及低位离断直肠，故一般无须增加操作孔。放置 4 个操作孔穿刺器时，重要的是 **1 腹部的放置位置**、**2 大小的选择**、**3 插入的方向**。

置入 4 个操作孔穿刺器时的重要因素

「A」　腹部的放置位置。

「B」　大小的选择。

「C」　插入的方向。

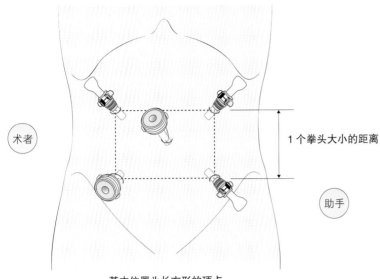

术者

1个拳头大小的距离

助手

基本位置为长方形的顶点

图 2-2-3-1 穿刺器插入位置

要点解说

1. 操作孔的位置为长方形的顶点

患者右侧腹部插入术者用的 2 个穿刺器,左侧腹部插入助手用的 2 个穿刺器(**图 2-2-3-1**)。插入的原则是:**1 长方形的顶点;2 术者右侧为 12mm,其他 3 个为 5mm;3 垂直腹壁插入**。但肥胖患者腹壁厚,穿刺器的活动度受限,插入方向应朝向操作部位的方向。事先采取一定程度的头低位、右侧位后,再插入穿刺器,则钳子的插入角度最佳。

设置穿刺器位置的原则

「A」 长方形的顶点。

「B」 术者右侧为 12mm,其他 3 个为 5mm。

「C」 垂直腹壁插入。

---

2. 术者或助手的 2 个操作孔的距离分别为 1 个拳头的大小

术者(或助手)通过 2 把钳子进行操作时,为获得良好的操作性,按照人体工程学原理,操作孔之间的距离为 1 个拳头的大小。

能量器械及自动缝合器经主操作孔进入,故术者右手操作孔位置决定以后,术者左手的操作孔位置就相应确定了。穿刺器插入的原则是:**1 术者(或助手)2 个操作孔的距离分别为 1 个拳头的大小;2 术者(或助手)头侧操作孔的位置为脐上缘水平;3 尾侧穿刺器放置时,应避开腹壁下动脉的走行**。

3. 术者右手主操作孔的位置，根据直肠的离断线高低，适当偏中间、偏下方

　　对于直肠癌，如肿瘤位置靠近肛门，则直肠的剥离、离断与吻合难度增大。这是由于术者右手钳子或能量器械受耻骨联合影响，活动受限。因此，如直肠离断线近肛侧，术者右手的操作孔向内侧、尾侧移动，则操作更方便（**图2-2-3-2**）。笔者是根据术前CT直肠离断线的层面，判断距离正中线多少距离来插入穿刺器的（**图2-2-3-3**）。

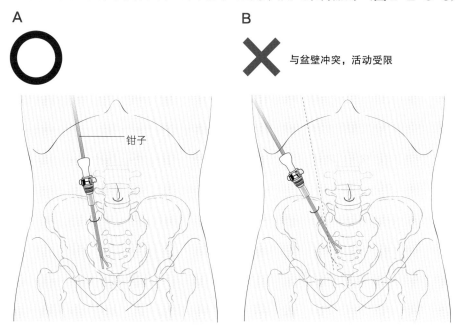

图 2-2-3-2　术者右手操作孔穿刺器的位置

A. 位置合适（○）
B. 位置不合理（×）

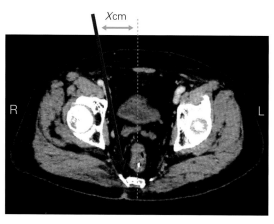

术前 CT 直肠的肛侧离断线的层面

图 2-2-3-3　通过术前 CT 图像决定术者主操作孔的位置

技术认定考试合格确认清单

□正确插入穿刺器的要点（3）

□决定穿刺器位置的原则（3）

□同侧 2 个穿刺器插入的原则（3）

第4章 术野"形成"

第1节 推开小肠，将子宫或腹膜反折固定于腹壁

> 技术认定考试合格的通行证
>
> **掌握推开小肠、将子宫或腹膜反折固定于腹壁以获得良好术野的技巧。**

✔ 要点

（1）将小肠向头侧、右侧推开。

（2）女性患者的子宫与腹壁固定。

（3）男性患者的腹膜反折与腹壁固定。

第二篇 实践篇

手术技术入门

无论是开腹手术还是腹腔镜手术，对于乙状结肠切除术或直肠前方切除术，将小肠向头侧、右侧推开或将子宫推向腹壁侧，都是降低手术难度的基本操作。换言之，对于大肠手术，如无小肠或子宫的干扰，手术难度可大幅下降。在有限的操作空间内将小肠推出术野，在盆腔内操作时避免女性子宫、卵巢或男性下垂的腹膜反折影响术野，是顺利进行手术不可或缺的技巧。

强行进行术野展开或牵拉等操作会导致脏器损伤，需要修补，在技术认定考试中会被判为不合格。通过学习本章希望读者掌握术野展开第一步的基本手术技术，即：**1 将小肠向头侧、右侧推开；2 将女性子宫与腹壁固定；3 将男性腹膜反折与腹壁固定。**

要点解说

1. 将小肠向头侧、右侧推开

决定腹腔镜下大肠切除术难度的一个重要因素是能否将小肠推开。选择头低位（10°~15°）、右倾位（20°），利用重力作用可在一定程度上将小肠推开。然后，术者双手钳子将大网膜、横结肠推向头侧后，抓持小肠系膜根部，缓慢向头侧、右侧推压，最终使小肠如同被回肠末端系膜包裹一般，被移出术野。有时小肠水肿、扩张，为了避免肠管损伤，不应抓持小肠。

为了获得良好的术野，小肠推开的原则是：**1**将大网膜和横结肠推向头侧、右侧（图 2-2-4-1）；**2**将中部至末端小肠向头侧、右侧推开；**3**避免直接抓持小肠本身。肥胖患者或有肠梗阻倾向的病例，有时小肠难以推开。有效的方法有：**1**利用纱布小心推开；**2**放置膨胀海绵形成防波堤；**3**增加操作孔。用钳子协助推压（图 2-2-4-2）。

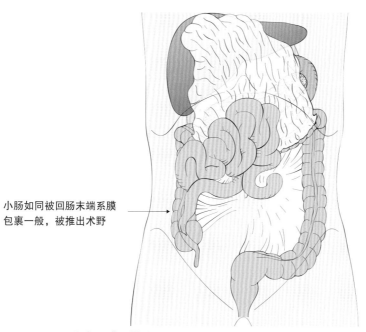

小肠如同被回肠末端系膜包裹一般，被推出术野

图 2-2-4-1　将大网膜、横结肠、小肠向头侧和右侧推开

A

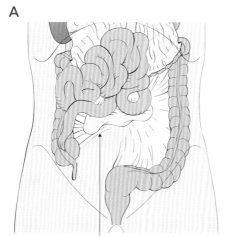

放置 1~2 块一分为二的纱布，阻止小肠滑入盆腔

B

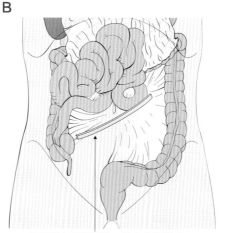

放置吸水膨胀海绵，防止小肠滑动

C

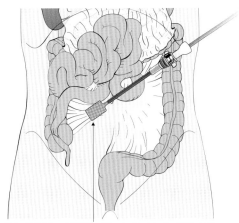

增加操作孔，用钳子（Endo Paddle）推开小肠

图 2-2-4-2　小肠推开困难的应对技巧

A. 利用纱布推挡
B. 利用膨胀海绵推挡
C. 增加操作孔，用钳子推挡

推开小肠获得良好术野的原则

「A」　将大网膜和横结肠推向头侧、右侧。

「B」　将中部至末端小肠向头侧、右侧推开。

「C」　避免直接抓持小肠本身。

2. 女性患者的子宫与腹壁固定

　　女性患者为了获得良好的术野，子宫与腹壁固定是有效的方法（图 2-2-4-3）。子宫与腹壁固定时，应避免 **1 子宫穿刺处出血**、**2 子宫裂伤**、**3 腹壁出血**。笔者采用腹壁筋膜缝合钝针（1 号 Polysorb®，1 号 Ethiguard®）拉直，插入腹腔内，用持针器贯穿子宫的中央，采用 Endo Close® 将缝线拉出腹壁。采用钝针，可避免子宫穿刺处出血或周围脏器的损伤。另外，该操作可使子宫前面形成搁板，用于放置纱布，不会出现术中纱布找不到的情况，相当便利。

3. 男性患者的腹膜反折与腹壁固定

　　男性患者如需要行直肠低位操作或内脏脂肪多，有时因腹膜下垂，导致术野不良。为了形成良好的术野，将腹膜反折处的腹膜与腹壁进行固定是有效的方法。和女性的子宫与腹壁固定一样，用钝针将腹膜缝合 2~3 处，采用 Endo Close® 将缝线拉出体外，与腹壁固定（图 2-2-4-4）。

第二篇　实践篇

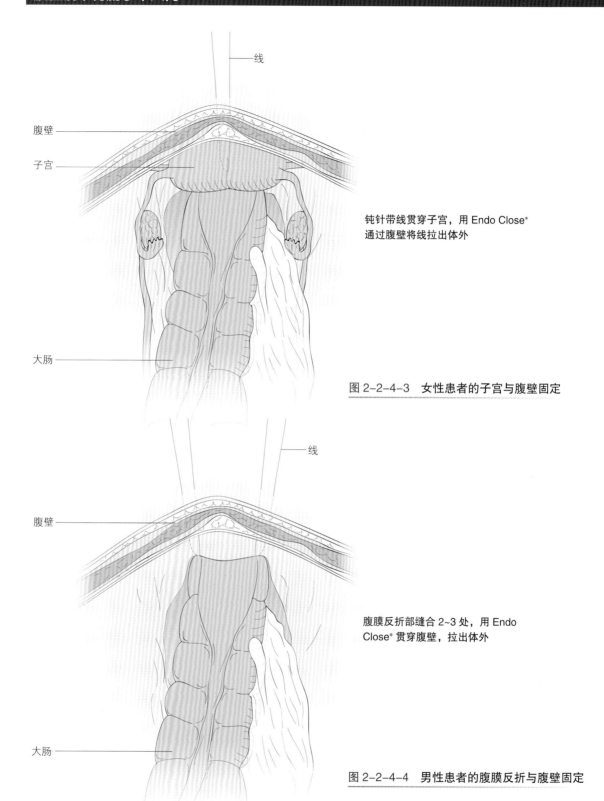

线

腹壁

子宫

大肠

钝针带线贯穿子宫，用 Endo Close®
通过腹壁将线拉出体外

图 2-2-4-3　女性患者的子宫与腹壁固定

线

腹壁

大肠

腹膜反折部缝合 2~3 处，用 Endo
Close® 贯穿腹壁，拉出体外

图 2-2-4-4　男性患者的腹膜反折与腹壁固定

技术认定考试合格确认清单

□术野展开的第一步（3）

□为了获得良好的术野，推开小肠的原则（3）

□子宫与腹壁固定时需避免的问题（3）

第2部分 腹腔镜下大肠切除术（乙状结肠/直肠前方切除术）

第4章 术野"形成"

第2节 内侧入路

技术认定考试合格的通行证

掌握通过助手双手钳子与术者左手钳子形成良好术野的方法。

✔ **要点**

（1）助手双手钳子将乙状结肠系膜向腹侧方向牵拉，展开成面。

（2）剥离开始时，助手减小系膜牵拉的力度，形成"凹陷"。

（3）随着剥离的进行，助手阶段性增加系膜牵拉力度。

手术技术入门

　　良好的术野形成是安全、可靠地进行手术操作的前提。腹腔镜手术中，需要助手的双手钳子与术者的左手钳子共同显露术野。技术认定考试中，术野形成不是任由助手完成的，而是根据术者的指示，助手双手钳子做到：**1**抓持位置最佳；**2**牵拉方向最佳；**3**牵拉力度最佳。另外，剥离乙状结肠系膜，从开始至完成的不同阶段，助手钳子的抓持位置、牵拉方向和牵拉力度是不同的，助手双手钳子与术者左手钳子应根据不同场景，相互配合，展开术野。

术野形成中助手钳子的作用

「A」　抓持位置最佳。

「B」　牵拉方向最佳。

「C」　牵拉力度最佳。

169

要点解说

1. 助手双手钳子将乙状结肠系膜向腹侧方向牵拉，展开成面

　　内侧入路时，一般操作钳的抓持位置：**1助手右手钳子抓乙状结肠的血管蒂；2助手左手钳子抓直肠系膜附近；3术者左手钳子置于能和助手钳子形成有效张力之处**。为了获得良好的术野，原则上**1将乙状结肠系膜向腹侧牵拉；2乙状结肠系膜展开成面；3仅由助手双手钳子展开术野**（图2-2-4-5）。即使术者的左手不参与，单凭助手双手钳子也可以展开术野，这样后面的手术操作就比较容易。

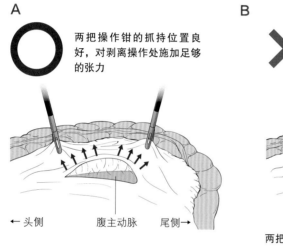

A

两把操作钳的抓持位置良好，对剥离操作处施加足够的张力

← 头侧　　　腹主动脉　　　尾侧 →

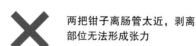
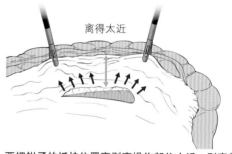

B

两把钳子离肠管太近，剥离部位无法形成张力

离得太近

两把钳子的抓持位置离剥离操作部位太近，剥离部位无法形成张力

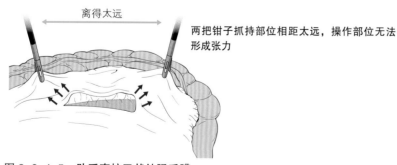

C

两把钳子距离太远，面的形成不充分

离得太远

两把钳子抓持部位相距太远，操作部位无法形成张力

图2-2-4-5　助手牵拉乙状结肠系膜

A. 抓持位置良好（○）
B. 抓持位置不良（×）。两把操作钳离肠管太近，剥离部位无法形成张力
C. 抓持部位不良（×）。两把钳子之间距离太远，面的形成不充分

良好术野展开的原则

「A」 　将乙状结肠系膜向腹侧牵拉。

「B」 　乙状结肠系膜展开成面。

「C」 　仅由助手双手钳子展开术野。

2. 剥离开始时，助手减小系膜牵拉的力度，形成"凹陷"

根据肠管周围膜的胚胎学观点，通过辨认"凹陷"，即可明确肠系膜与后腹膜之间的粘连处（**图2-2-4-6**）。开始进行内侧入路操作时，助手双手钳子的牵拉张力减小，则直肠上动脉与后腹膜之间出现"凹陷"，容易辨认适合"下刀"的疏松结缔组织（**图2-2-4-7**）。即使内脏脂肪多，通过助手双手钳子尝试进行放松、旋转等操作，"凹陷"也会变得易于辨认。显示器虽然是二维的，但将抓持的肠管适当移动，则可获得类似三维的术野（**图2-2-4-8**）。

3. 随着剥离的进行，助手阶段性增加系膜牵拉力度

内侧入路剥离时，术者需对剥离处给予适当的组织张力。因此，随着剥离的进行，助手双手钳子阶段性地增加向腹侧牵拉的力度，则可获得良好的术野显露（**图2-2-4-9**）。

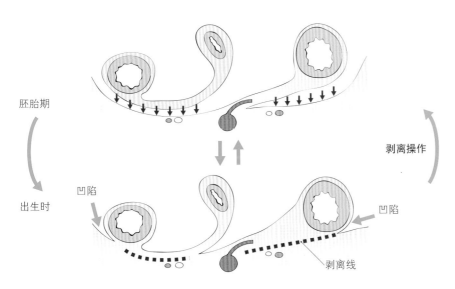

图 2-2-4-6　从胚胎学的角度看膜的融合

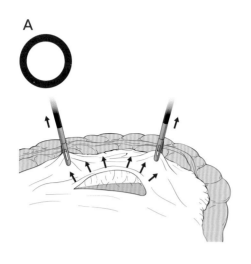

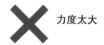

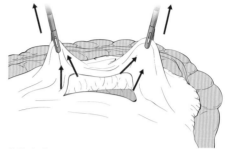

牵拉力度太大，肠系膜过度紧张，易导致肠系膜撕裂

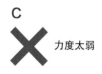

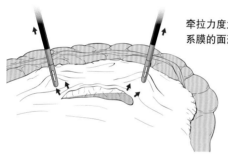

牵拉力度太弱，肠系膜张力小，难以操作（肠系膜的面形成不充分）

图 2-2-4-7　助手牵拉乙状结肠系膜

A. 牵拉力度合适（○）
B. 牵拉力度不合适（×）。力度太大
C. 牵拉力度不合适（×）。力度太弱

前后、左右方向

上下方向

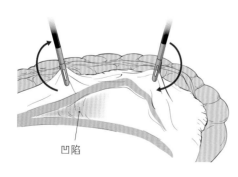

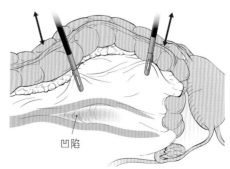

图 2-2-4-8　助手牵拉肠系膜的旋转效果

切开肠系膜前，展示"凹陷"部分

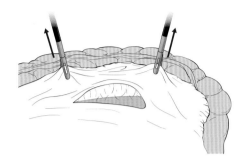 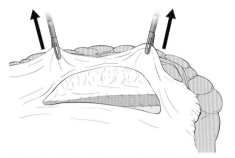

随着剥离的进行，助手钳子的牵拉力度相应
增加

图 2-2-4-9　助手牵拉肠系膜的力度阶段性增加

技术认定考试合格确认清单

□ 术野形成中助手钳子的作用（3）

□ 内侧入路抓持部位的基本要点（3）

□ 良好术野展开的原则（3）

第2部分　腹腔镜下大肠切除术（乙状结肠／直肠前方切除术）

第4章　术野"形成"

第3节　中枢侧淋巴结清扫

技术认定考试合格的通行证

掌握 IMA 前面与背侧两种不同操作术野的展开方法。

✔ **要点**

（1）助手左手钳子将 IMA/SRA 向腹侧、尾侧充分牵拉。

（2）相对于腹主动脉，IMA/SRA 有两种牵拉角度（IMA 前面操作：30°；IMA 背面操作：60°）。

（3）助手右手钳子负责 IMA/SRA 与 IMV/SRV 之间面的形成。

手术技术入门

进行手术，无疑需要考虑"切除什么"，但考虑"哪些是万不可损伤的"更加重要。

损伤边缘动静脉或乙状结肠本身，无奈只得切除长段肠管，甚至剥离脾曲，这种情况必须避免。此类血管或肠管损伤，往往与术野显露不佳有关，因此适当的术野展开是安全、正确进行手术的前提。

中枢侧淋巴结清扫操作的术野可分为两个。第一个是在腹膜下筋膜前面剥离，确保其与乙状结肠系膜之间有开阔的安全空间，需在 IMA（肠系膜下动脉）/SRA（直肠上动脉）背面操作的术野，另一个是为了进行中枢侧淋巴结清扫及血管离断，需在 IMA/SRA 前面进行操作的术野。IMA/SRA 前面与背面操作时的术野如何展开，决定了手术的难易程度。另外，在进行 IMV（肠系膜下静脉）/SRV（直肠上静脉）离断操作时，乙状结肠的边缘动静脉在附近走行，为了避免损伤，也需要熟练掌握术野展开的技巧。在腹腔镜下大肠切除术逐渐普及的前10年中，用闭合器将 LCA（左结肠动脉）与 IMV 一并离断，立即出现乙状结肠血运障碍的报道屡有耳闻，估计是由于乙状结肠的边缘动静脉被一并离断的结果。本文提供一张仰卧位（与手术相同）腹部 CT 片（**图2-2-4-10**）。希望读者通过 CT 片，对 IMV/SRA 与边缘动静脉的贴近有所认识，从而认识到，助手右手钳子将乙状结肠系膜术野展开对保留边缘动静脉的重要性。

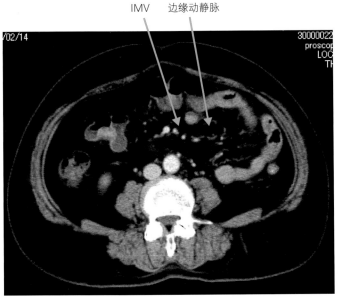

IMV　边缘动静脉

图 2-2-4-10　IMA 与 IMV 及边缘动静脉的位置关系（CT 图像）

要点解说

1. 助手左手钳子将 IMA/SRA 向腹侧、尾侧充分牵拉

中枢侧淋巴结清扫的术野形成，需给 IMA、SRA、LCA 等几支血管以充分的张力。因此，助手左手钳子操作原则是：**① 抓持 SRA 的血管蒂；② 将 IMA/SRA 向腹侧、尾侧充分牵拉；③ 使 IMA/SRA 直线化**（图 2-2-4-11）。

清扫 IMA、SRA 及 LCA 周围淋巴结时，如血管塌垂，则无法正确剥离血管床，甚至导致血管热损伤，因此助手左手钳子将 IMA/SRA 充分向腹侧、尾侧牵拉，使血管直线化非常重要。另外，为了防止助手左手钳子牵拉导致肠系膜撕裂，应准确抓持 SRA 血管蒂。

助手左手钳子操作原则

「A」　抓持 SRA 的血管蒂。

「B」　将 IMA/SRA 向腹侧、尾侧充分牵拉。

「C」　使 IMA/SRA 直线化。

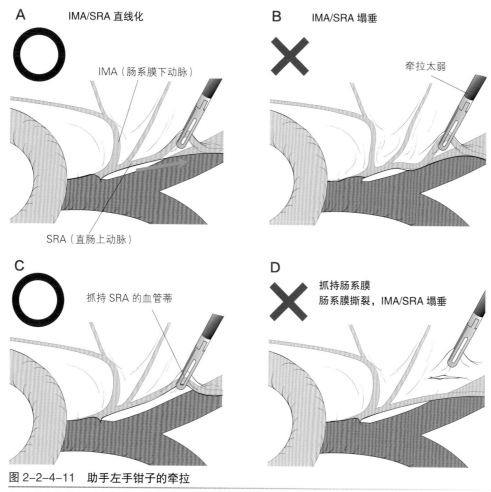

A IMA/SRA 直线化

IMA（肠系膜下动脉）

SRA（直肠上动脉）

B IMA/SRA 塌垂

牵拉太弱

C 抓持 SRA 的血管蒂

D 抓持肠系膜
肠系膜撕裂，IMA/SRA 塌垂

图 2-2-4-11　助手左手钳子的牵拉

A. 牵拉力度良好（○）。IMA/SRA 直线化
B. 牵拉力度不良（×）。IMA/SRA 塌垂
C. 抓持位置良好（○）。抓持 IMA/SRA 血管蒂
D. 抓持位置不良（×）。抓持肠系膜

2. 相对于腹主动脉，IMA/SRA 有两种牵拉角度（IMA 前面操作：30°；IMA 背面操作：60°）

中枢侧淋巴结清扫包括 IMA/SRA 背面操作与前面操作两种术野展开。背面操作术野是在 IMA 尾侧的腹膜下筋膜前面进行剥离，并确保其与乙状结肠系膜之间有开阔的空间，而前面操作术野是为了清扫中枢侧淋巴结并离断血管。助手左手钳子操作原则是：**❶IMA/SRA 牵拉方向分两种；❷在背面操作时，牵拉 IMA/SRA 使之与腹主动脉成 60°；❸在前面操作时，牵拉 IMA/SRA 使之与腹主动脉成 30°**（图 2-2-4-12）。另外，在中枢侧淋巴结清扫开始时，先进行 IMA/SRA 背面的操作，确保充分的安全操作空间，有助于避免腰内脏神经及输尿管等脏器的损伤。

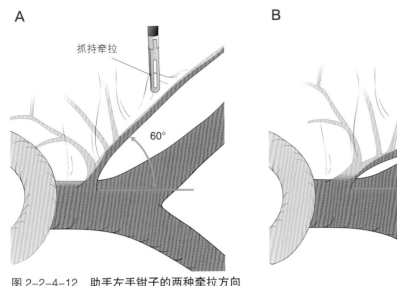

A   B

抓持牵拉

60°   30°

图 2-2-4-12 助手左手钳子的两种牵拉方向

A. IMA/SRA 背面的操作，与腹主动脉成 60° 牵拉
B. IMA/SRA 前面的操作，与腹主动脉成 30° 牵拉

IMA/SRA 相对于腹主动脉的牵拉角度

「A」　　IMA/SRA 牵拉方向分两种。

「B」　　在背面操作时，牵拉 IMA/SRA 使之与腹主动脉成 60°。

「C」　　在前面操作时，牵拉 IMA/SRA 使之与腹主动脉成 30°。

---

3. 助手右手钳子负责 IMA/SRA 与 IMV/SRV 之间面的形成

助手左手钳子将 IMA/SRA 向腹侧、尾侧牵拉，助手右手钳子将乙状结肠系膜向腹侧、外侧牵拉，将 IMA/SRA 与 IMV/SRV 之间的肠系膜充分展开成面，术野展开的关键是要避免边缘动静脉贴近 IMA/SRA 及 IMV/SRV。因此，助手右手钳子操作原则是：**1将乙状结肠系膜向腹侧、尾侧牵拉；2乙状结肠系膜展开成面；3离断 IMV / SRV 时，将边缘动静脉向外侧牵拉**（图 2-2-4-13）。吻合口血供的保护，实际上在中枢侧血管处理时的视野展开中就已经开始了。

助手右手钳子操作的原则

「A」　　将乙状结肠系膜向腹侧、尾侧牵拉。

「B」　　乙状结肠系膜展开成面。

「C」　　离断 IMV/SRV 时，将边缘动静脉向外侧牵拉。

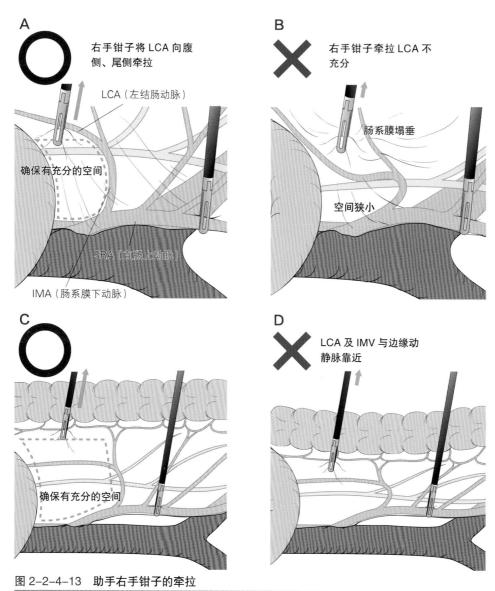

图 2-2-4-13　助手右手钳子的牵拉

A. 良好（○）。将 LCA 向腹侧、尾侧展开
B. 不良（×）。IMA/SRA 与 LCA 靠近（存在 LCA 损伤风险）
C. 良好（○）。边缘动静脉向外侧展开
D. 不良（×）。LCA 或 IMV/SRV 与边缘动静脉靠近（存在边缘动静脉损伤的风险）

技术认定考试合格确认清单

☐中枢侧淋巴结清扫操作所需的术野（2）

☐术野形成时，助手左手钳子操作的原则（3）

☐助手左手钳子操作的牵拉角度（3）

☐助手右手钳子操作的原则（3）

第 2 部分 腹腔镜下大肠切除术（乙状结肠 / 直肠前方切除术）

第 4 章 术野"形成"

第 4 节 外侧入路

> 技术认定考试合格的通行证
>
> **掌握通过助手双手钳子与术者左手钳子形成良好术野的方法。**

✔ 要点

（1）开始外侧入路操作前，经内侧于剥离的最外侧放置纱布。

（2）助手双手钳子与术者的非优势手钳子充分牵拉 Monk 白线。

（3）随着剥离的进行，助手对肠系膜的牵拉逐渐加强。

手术技术入门

　　与内侧入路一样，外侧入路时也可见到相当于胚胎学上乙状结肠系膜与后腹膜融合的最外侧的"凹陷"。该"凹陷"沿乙状结肠向降结肠连成线状，称为 Monk 白线。为了准确、安全地沿"凹陷"进行乙状结肠的剥离，应掌握助手双手钳子与术者左手钳子展开术野的基本技巧。术野展开时，钳子操作的基本要求是掌握：**1抓持位置**、**2牵拉方向**、**3牵拉力度**。应避免损伤输尿管及左侧睾丸（卵巢）动静脉。另外，为了避免开始剥离过深，进入显露髂腰肌的层面，应在白线的稍偏肠管侧开始剥离。从避免脏器损伤与层面误认的角度来说，外侧入路时，适当的术野展开也是很重要的。

> **术野展开时需要掌握的钳子操作的基本要求**
>
> 「A」 抓持位置。
>
> 「B」 牵拉方向。
>
> 「C」 牵拉力度。

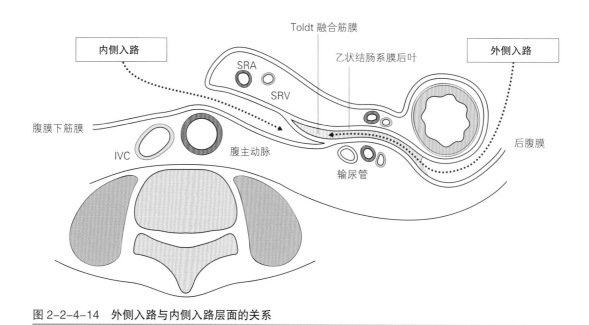

图 2-2-4-14　外侧入路与内侧入路层面的关系

要点解说

1. 开始外侧入路操作前，经内侧于剥离的最外侧放置纱布

为了避免损伤输尿管及左侧睾丸（卵巢）动静脉，在内侧入路剥离的最外侧放置纱布，将输尿管及左侧睾丸（卵巢）动静脉置于纱布的保护之下。经外侧入路切开生理性融合层面的"凹陷"及 Monk 白线，随着剥离的推进，透过融合筋膜，可见到内侧放置的纱布（**图 2-2-4-14**）。

2. 助手双手钳子与术者的非优势手钳子充分牵拉 Monk 白线

为了顺利进行 Monk 白线腹膜的切开及随后的剥离操作，必须展开术野，使该处具有足够的张力。为此，应理解乙状结肠外侧操作与直肠外侧操作时两种不同的术野展开模式。

在乙状结肠外侧，助手双手钳子与术者非优势手钳子共同形成术野的原则是：**１助手右手钳子：将肠系膜向头侧、内侧牵拉；２助手左手钳子：将壁侧腹膜向外侧牵拉；３术者非优势手钳子：将肠系膜向尾侧、内侧牵拉**（图 2-2-4-15）。而在直肠外侧，术野展开是通过：**１助手左手钳子：将直肠系膜向内侧牵拉；２助手右手钳子：将乙状结肠系膜向头侧、内侧牵拉；３术者非优势手钳子：将壁侧腹膜向头侧、外侧牵拉**（图 2-2-4-16）。

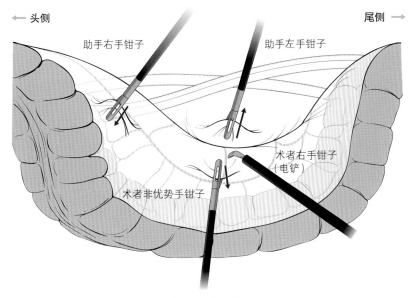

图 2-2-4-15　外侧入路时，乙状结肠外侧的术野展开

乙状结肠外侧良好术野形成的要点

「A」　助手右手钳子：将肠系膜向头侧、内侧牵拉。

「B」　助手左手钳子：将壁侧腹膜向外侧牵拉。

「C」　术者非优势手钳子：将肠系膜向尾侧、内侧牵拉。

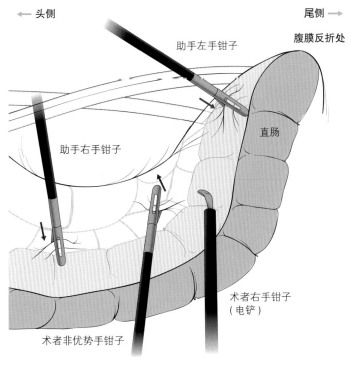

图 2-2-4-16　外侧入路时，直肠外侧的术野展开

3. 随着剥离的进行，助手对肠系膜的牵拉逐渐加强

沿 Monk 白线进行剥离时，术者必须对拟剥离处施加适当的组织张力。因此，随着剥离的推进，助手钳子向内侧的牵拉逐渐增强，使剥离操作面产生张力，从而实现良好的术野展开（**图 2-2-4-17**）。

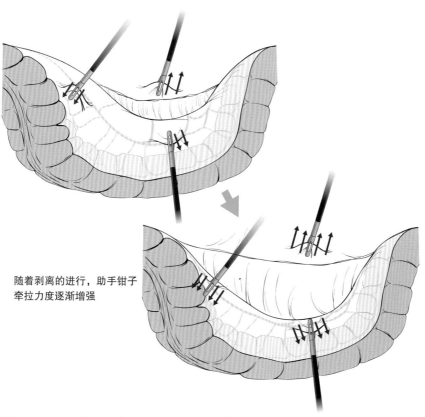

随着剥离的进行，助手钳子牵拉力度逐渐增强

图 2-2-4-17　外侧入路时，逐渐增强肠系膜的牵拉力度

第2部分 腹腔镜下大肠切除术（乙状结肠/直肠前方切除术）

第4章 术野"形成"

第5节 盆腔内操作

> 技术认定考试合格的通行证
>
> **掌握通过助手双手钳子与术者左手钳子形成良好术野的方法。**

✔ 要点

（1）将直肠向腹腔方向外拖的操作。

（2）助手双手钳子的三维术野展开法（沿肠轴方向与垂直方向牵拉）。

（3）利用抓钳的挑、夹、推功能，展开术野。

手术技术入门

在开腹手术的盆腔内操作时，相信大家都有难以保证良好术野的经历，或者虽然术者能看清术野，但助手或洗手护士却看不清术野。而腹腔镜手术能提供易辨认、具有放大效果的共同术野，所以参加手术者均可确保良好的术野，在狭小的盆腔内更有优势。

为了最大限度发挥腹腔镜的优势，盆腔内良好的术野展开很关键。根据我们的分析结果，盆腔内操作困难的原因是：**1**肿瘤位置低、**2**盆腔狭小、**3**内脏脂肪多、**4**肿瘤大等（Surg Laparosc Endosc Percutan Tech，2012.）。在半封闭的盆腔内，以上因素均可导致手术操作空间变小。因此，为了便于操作，必须设法展开术野，尽量确保有足够的手术空间。在术野形成的技巧中，子宫及腹膜反折的悬吊技术在前面章节中已经介绍，本章介绍通过助手双手钳子暴露术野的技巧。

要点解说

1. 将直肠向腹腔方向外拖的操作

盆腔越狭窄，盆腔内操作难度越大。女性骨盆大，但如内脏脂肪多，或肿瘤体积大，则盆腔也会相对狭窄。因此，为了便于手术操作，助手右手钳子将直肠向头侧、腹侧充分牵拉，创造开阔的操作空间很重要。从狭窄的盆腔内将直肠向腹腔一侧牵拉，即所谓"**直肠的外拖操作**"是关键（**图2-2-4-18**）。如同用右手从泥土中拔萝卜的感觉。

　　术中原本良好的盆腔内视野如果突然变得不佳，应确认是否是因为视野外的助手右手钳子外拖直肠的力度不够。直肠的外拖操作原则是：**■ 向头侧、腹侧方向牵拉**；**■ 持续牵拉**；**■ 如操作钳牵拉不充分，则悬吊后牵拉**（图 2-2-4-19）。

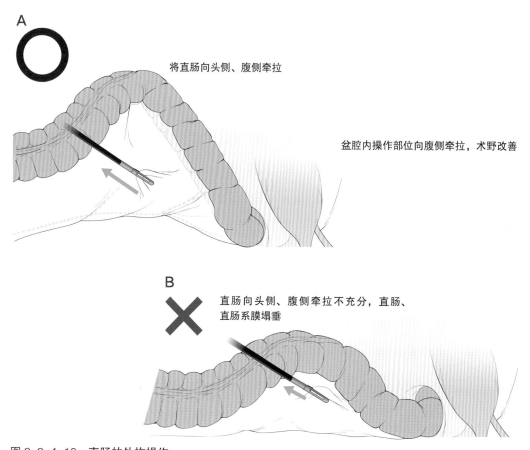

A

将直肠向头侧、腹侧牵拉

盆腔内操作部位向腹侧牵拉，术野改善

B

直肠向头侧、腹侧牵拉不充分，直肠、直肠系膜塌垂

图 2-2-4-18　直肠的外拖操作

A. 合适（○）
B. 不合适（×）

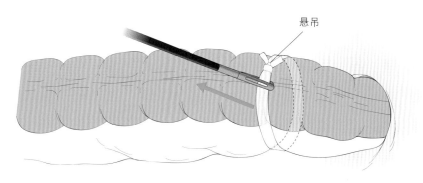

悬吊

在腹腔镜下将相当于 Rs 处的直肠系膜悬吊、牵拉，对于肥胖患者效果好

图 2-2-4-19　通过悬吊的直肠外拖操作

直肠外拖操作的原则

「A」 向头侧、腹侧方向牵拉。

「B」 持续牵拉。

「C」 如操作钳牵拉不充分，则悬吊后牵拉。

2. 助手双手钳子的三维术野展开法（沿肠轴方向与垂直方向牵拉）

与腹腔内操作相比，盆腔内操作空间有限，可以说助手双手钳子的术野展开决定了手术的难度。利用助手双手操作钳，呈垂直的矢量方向牵拉实现三维术野展开，效果很好（图 2-2-4-20）。助手右手钳子沿肠轴方向，行"直肠的外拖操作"，向头侧、腹侧牵拉，左手钳子垂直肠轴方向牵拉，两把钳子创造盆腔内操作的立体术野。盆腔内操作的术野展开原则是：**1 一把钳子沿肠轴方向牵拉；2 一把钳子垂直肠轴方向牵拉；3 三维术野展开法**。右手沿肠轴方向牵拉，左手垂直肠轴方向牵拉为"平行法"；助手右手垂直肠轴方向牵拉，左手沿肠轴方向牵拉为"交叉法"。

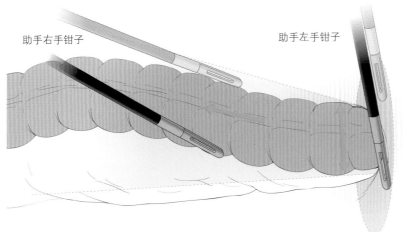

助手右手钳子

助手左手钳子

助手右手钳子沿肠轴方向牵拉，助手左手钳子垂直肠轴牵拉，展开立体术野

图 2-2-4-20 三维术野展开法

盆腔内术野展开的原则

「A」 一把钳子沿肠轴方向牵拉。

「B」 一把钳子垂直肠轴方向牵拉。

「C」 三维术野展开法。

第二篇 实践篇

3. 利用抓钳的挑、夹、推功能，展开术野

为了获得良好的术野，在术野暴露时，助手左手钳子及术者非优势手钳子应最大限度利用好钳子的特性。抓钳有3种使用方法（**图2-2-4-21**）：**1** 钳子闭合时的"挑"；**2** 抓持组织时的"夹"；**3** 倒八字形张开的"推"。显露盆腔内术野时，通常抓持腹膜或直肠固有筋膜，即所谓"夹"的方法，但如果要呈面状展开组织，则钳子头端呈倒八字形的"推"的状态就会效果不错。对于肥胖患者，在将肠管向腹侧牵拉时，抓持后也因肠管太重无法上提，闭合钳子，以其柄"挑"的效果较好。在术野展开时，钳子使用的原则是分别利用 **1** **抓钳尖端闭合时的"挑"**、**2** **抓持组织时的"夹"**、**3** **倒八字形张开呈面状展开的"推"**来操作。

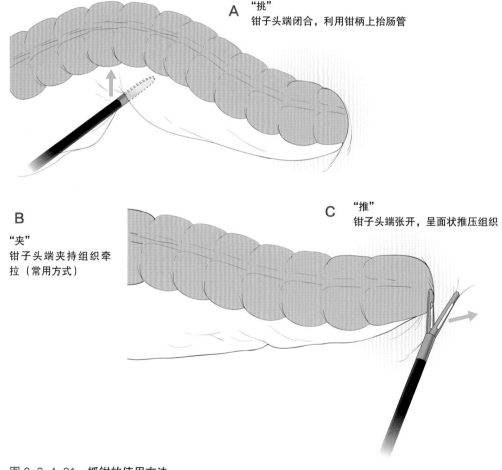

A "挑"
钳子头端闭合，利用钳柄上抬肠管

B
"夹"
钳子头端夹持组织牵拉（常用方式）

C "推"
钳子头端张开，呈面状推压组织

图2-2-4-21　抓钳的使用方法

A."挑"
B."夹"
C."推"

术野展开时抓钳的使用方法

「A」 抓钳尖端闭合时的"挑"。

「B」 抓持组织时的"夹"。

「C」 倒八字形张开呈面状展开的"推"。

技术认定考试合格确认清单

□盆腔内操作困难的原因（3）

□直肠外拖操作的原则（3）

□盆腔内术野展开的原则（3）

第二篇 实践篇

第 2 部分　腹腔镜下大肠切除术（乙状结肠 / 直肠前方切除术）

第 5 章 "剥离"组织

第 1 节　内侧入路

技术认定考试合格的通行证

掌握进入正确剥离层面的方法、剥离范围及安全剥离的方法。

✔ 要点

（1）内侧入路剥离的开始部位是右侧髂总动脉与直肠上动脉之间的凹陷处。

（2）使乙状结肠系膜位于顶棚，在腹膜下筋膜前面扩展剥离层面。

（3）在背侧确认腹下神经、输尿管及左侧髂总动静脉。

手术技术入门

剥离乙状结肠与直肠，有内侧入路与外侧入路两种方法，如能正确认识其各自的剥离层面，则无论采用何种入路都没问题。最近，为了处理中枢侧血管，不少机构采用能快速到达 IMA 的内侧入路。重要的是，应知晓"**解剖学上，内侧入路较外侧入路的剥离层面更深一层**"，操作时应意识到在什么部位破膜就可与外侧入路的层面打通（**图 2-2-5-1**）。

行内侧入路剥离时，关键在于遵循 3 个原则：**1 从何处开始剥离？ 2 剥离至何处？ 3 如何剥离？** 另外，所谓"剥离"，必定是在两层结构（在此为筋膜）之间进行剥离，在剥离时，沿哪层结构进行剥离非常重要，即"如何剥离？"——在拟剥离的内外两层筋膜中，沿哪层筋膜可进行安全、正确的剥离。

通过学习本章希望读者掌握基于剥离三原则的具体操作技巧。

剥离原则

「A」　从何处开始剥离？

「B」　剥离至何处？

「C」　如何剥离？

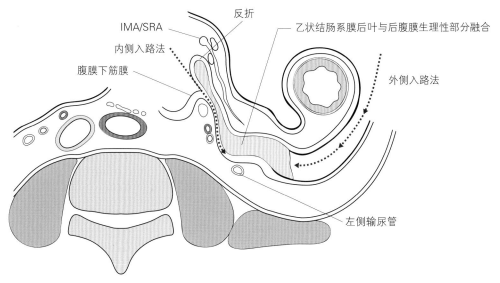

图 2-2-5-1　内侧入路与外侧入路的剥离层面

图中标注：
反折
IMA/SRA
内侧入路法
腹膜下筋膜
乙状结肠系膜后叶与后腹膜生理性部分融合
外侧入路法
左侧输尿管

要点解说

1. 内侧入路剥离的开始部位是右侧髂总动脉与直肠上动脉之间的凹陷处

　　如"术野'形成'"一章所述，开始进行内侧入路时，助手双手钳子将乙状结肠及直肠－乙状结肠交界处向腹侧牵拉，则可辨认肠系膜与后腹膜融合的右界呈"凹陷"状。即使在线状的"凹陷"中，也应自结缔组织最厚、后方无危险脏器的凹陷处开始进行内侧入路操作。基于这一理由，内侧入路的起始点选择右侧髂总动脉与直肠上动脉之间的凹陷处（图 2-2-5-2）。行第一刀切开时，将该"凹陷"处腹膜切开，并向 IMA 方向及肛侧反向拓展。助手以一定张力将肠系膜向腹侧牵拉，故腹膜的切开线，应较预想之处上移约一横指（偏肠管侧）（图 2-2-5-3）。另外，用能量器械切开腹膜时，CO_2 进入结缔组织内，纤维组织膨胀，成为辨认正确层面的标志。

　　综上所述，内侧入路开始剥离的原则是：**1开始点位于右侧髂总动脉与直肠上动脉之间的凹陷处；2腹膜切开处为肠系膜与后腹膜之间的凹沟向腹侧偏 1cm；3通过气体征（air sign），确认正确的剥离层面。**

2. 使乙状结肠系膜位于顶棚，在腹膜下筋膜前面扩展剥离层面

　　内侧入路是在腹膜下筋膜与乙状结肠系膜后叶之间进行剥离，并向肛侧推进，在腹下神经前筋膜与直肠固有筋膜之间层面内进行剥离，将乙状结肠、直肠自后腹膜剥离。在形成剥离层面的两层膜中，意识到沿哪一层进行剥离非常重要。换而言之，到底是哪层筋膜侧存在绝对需要避免损伤的重要脏器。

　　在腹膜下筋膜的背面，存在腹下神经、输尿管及左侧髂总动静脉，绝对需要避免损伤。而且，从内侧向外侧，腹膜下筋膜斜向往上，容易导致剥离层面过深。因此，在内侧入路时，将乙状结肠系膜置于顶棚，**在其与腹膜下筋膜之间的层面内进行剥离是基本**

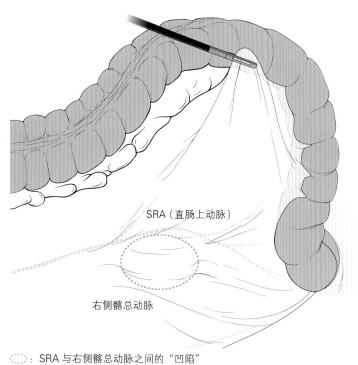

SRA（直肠上动脉）

右侧髂总动脉

⬭⬭：SRA 与右侧髂总动脉之间的"凹陷"

图 2-2-5-2　内侧入路的开始切开处

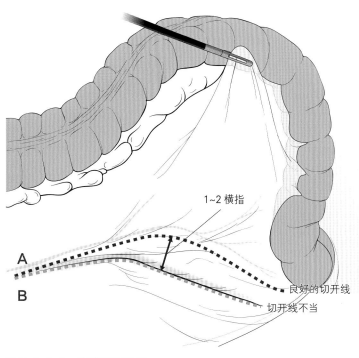

1~2 横指

A

B

良好的切开线

切开线不当

图 2-2-5-3　腹膜的切开线

A. 良好的切开线（○）。肠系膜与后腹膜之间的浅沟偏腹侧 1~2 横指
B. 切开线不当（×）。肠系膜与后腹膜之间浅沟偏后腹膜侧

原则（图2-2-5-4）。即使是重度肥胖或严重粘连的病例，也必须避免损伤位于后腹膜的重要脏器。在向肛侧剥离时，基于同样的理由，应将直肠固有筋膜恒定置于顶棚，在其与腹膜下筋膜之间的白色海绵状结缔组织之间进行剥离。

剥离顺序是，在右侧髂总动脉前面的"凹陷"处进入正确的层面，在该层面内，向头侧、肛侧及外侧钝性剥离，则可达到安全剥离的目的（fascia-oriented movement，以筋膜为导向的剥离）。在剥离时，如了解剥离层面内结缔组织的密度（硬度），则对于难以把握剥离层面的病例会很有帮助。此时，应自较易剥离的组织疏松处开始，最后再剥离难以剥离的致密之处，则手术会出奇简单。换而言之，内侧入路时，按照结缔组织的密度，剥离顺序为：右侧髂总动脉前面的区域→IMA背侧的区域→两者之间的区域（图2-2-5-5）。

内侧入路的剥离范围：在外侧方向是，透过腹膜下筋膜见到输尿管及左侧生殖血管之处，则随后的外侧入路操作既安全又顺畅；在头侧方向是，至IMA水平以上两横指处，则D3清扫也可顺利完成（图2-2-5-6）。

综上所述，内侧入路剥离的原则是：**1剥离过程中，有意识地将乙状结肠系膜置于顶棚；2剥离顺序根据剥离层面内结缔组织的硬度决定；3向外侧剥离的范围跨越输尿管及左侧生殖动静脉。**

3. 在背侧确认腹下神经、输尿管及左侧髂总动静脉

上腹下神经丛及左右的腹下神经是必须保留的重要结构（图2-2-5-7）。术中损伤腹下神经，在技术认定考试中相当于触雷出局，因此，务必避免。在内侧入路时，通常进入腹膜下筋膜前方的层面，在其背侧可见到上腹下神经丛及腹下神经（图2-2-5-8）。

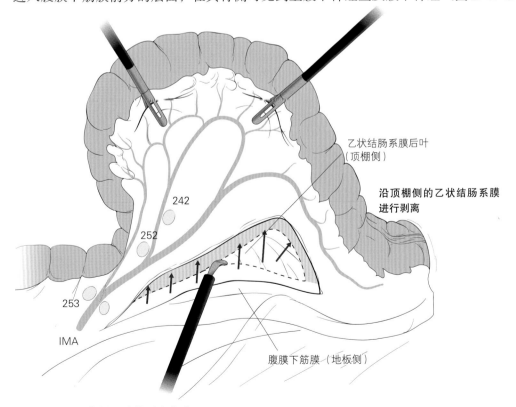

乙状结肠系膜后叶
（顶棚侧）

沿顶棚侧的乙状结肠系膜进行剥离

242

252

253

IMA

腹膜下筋膜（地板侧）

图2-2-5-4　内侧入路的剥离方法

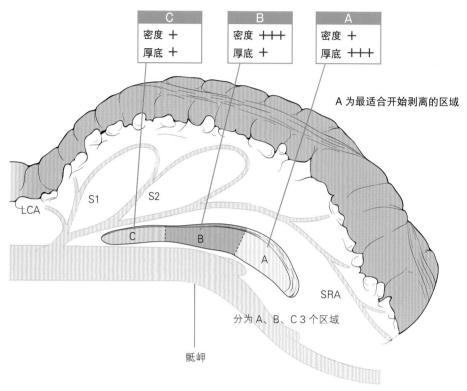

C	B	A
密度 ＋	密度 ＋＋＋	密度 ＋
厚底 ＋	厚底 ＋	厚底 ＋＋＋

A 为最适合开始剥离的区域

S1

S2

LCA

C

B

A

SRA

分为 A、B、C 3 个区域

骶岬

图 2-2-5-5　内侧入路剥离层面的结缔组织厚度

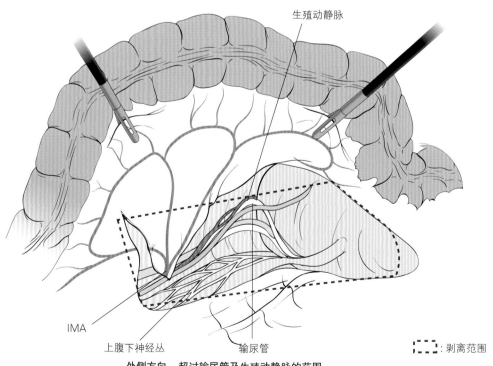

生殖动静脉

IMA

上腹下神经丛　　　　输尿管

┄┄：剥离范围

外侧方向：超过输尿管及生殖动静脉的范围

头侧方向：超过 IMA 根部两横指

图 2-2-5-6　内侧入路的剥离范围

但偶尔可见腹下神经与腹膜下筋膜粘连在无血管区,可能误认为正确层面。因此,在内侧入路开始时,必须确保上腹下神经丛及腹下神经位于剥离层面的背侧。损伤腹下神经可导致射精障碍,损伤盆腔内脏神经,可导致勃起、排尿与排便障碍,为了最大限度减少术后功能障碍的发生率,术中外科医生必须注意保护自主神经。

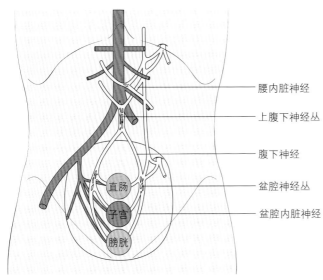

腰内脏神经

上腹下神经丛

腹下神经

盆腔神经丛

盆腔内脏神经

直肠

子宫

膀胱

图 2-2-5-7 自主神经的走行

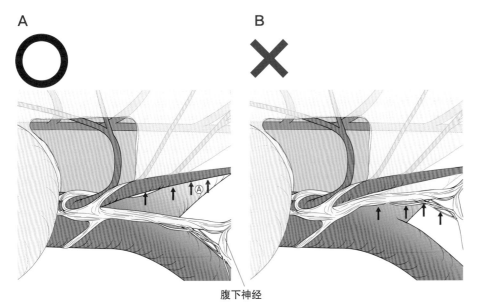

A

B

腹下神经

图 2-2-5-8 内侧入路的剥离层面与腹下神经的关系

A. 良好的剥离线(○)。腹下神经腹侧的剥离线
B. 剥离线不当(×)。进入腹下神经的背侧

技术认定考试合格确认清单

□剥离三原则

□内侧入路开始剥离的原则(3)

□内侧入路剥离方法的原则(3)

第 2 部分　腹腔镜下大肠切除术（乙状结肠 / 直肠前方切除术）

第 5 章　"剥离"组织

第 2 节　中枢侧淋巴结清扫

> 技术认定考试合格的通行证
>
> **掌握基于肿瘤学与外科解剖的中枢侧淋巴结清扫流程与技巧。**

✔ 要点

（1）制作 IMA 背侧充分的安全空间。

（2）头侧肠系膜离断先行的淋巴结清扫流程。

（3）血管及其与肠系膜脂肪之间疏松层面（血管鞘）的剥离技巧。

手术技术入门

　　行 D3 淋巴结清扫，可在肠系膜下动脉（IMA）根部离断动脉，也可保留左结肠动脉（LCA），于直肠上动脉（SRA）起始部离断动脉。日本人的乙状结肠往往偏长，为了保留吻合处的良好血供，笔者常规进行保留 LCA 的 D3 淋巴结清扫。血供的维持，不仅是动脉血流，维持良好的静脉回流也很重要。

　　进行安全、恰当的淋巴结清扫有 3 个原则：**1 确保 IMA 背侧有足够的安全空间；2 头侧肠系膜离断先行的淋巴结清扫流程；3 血管及其与肠系膜脂肪之间疏松层面（血管鞘）的剥离技巧**。外科医生必须认识到，淋巴结清扫，不仅限于腹腔镜手术，也不仅限于大肠癌手术，而应该是将含有淋巴结的肠系膜在薄膜的包裹下整块切除，绝非是单纯血管裸化那么简单。对于结肠癌的 D3 淋巴结清扫，要求整块切除淋巴结至支配动脉的起始部，可称为 CME（complete mesocolic excision）。另外，腹腔镜手术具有放大效果，与开腹手术相比，进一步提高了精确淋巴结清扫的准确度，也许尚可提高治疗效果。

　　通过学习本章希望读者掌握基于肿瘤学与外科解剖的淋巴结清扫手术流程及操作方法。

淋巴结清扫的 3 个原则

「A」 确保 IMA 背侧有足够的安全空间。

「B」 头侧肠系膜离断先行的淋巴结清扫流程。

「C」 血管及其与肠系膜脂肪之间疏松层面（血管鞘）的剥离技巧。

要点解说

1. 制作 IMA 背侧充分的安全空间

为了安全、轻松地清扫中枢侧淋巴结，确保 IMA 背侧有足够的安全空间非常关键，具体就是显露 IMA 背侧的腹膜下筋膜。此时，应注意保留发自腰交感神经干、分布于 IMA 及腹主动脉前面的腰内脏神经（腰内脏神经司射精功能及储尿功能）。一般腹腔镜视野时从 IMA 右侧观察，因此右侧腰内脏神经较易辨认而左侧腰内脏神经不易看清，以电铲将 IMA 背侧的结缔组织小心向背侧剥离，确切保留左侧腰内脏神经（**图 2-2-5-9**）。将腹膜下筋膜进一步向外侧剥离，至左侧输尿管附近。在头侧，确保将输尿管保留在腹膜下筋膜背侧，继续向外侧、尾侧剥离。

2. 头侧肠系膜离断先行的淋巴结清扫流程

IMA 根部淋巴结（No.253 淋巴结）清扫的范围与流程如**图 2-2-5-10** 所示。首先，离断头侧的肠系膜（A 线），则盖过来的小肠就可滑向头侧，淋巴结清扫操作就会变得容

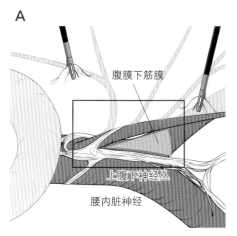

▨ : 首先进行剥离，在腹膜下筋膜前面制作充分的安全空间

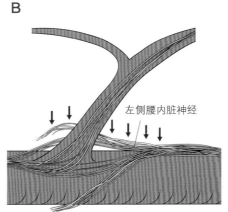

IMA 背侧的剥离，从腹侧向背侧进行，注意保留腰内脏神经

图 2-2-5-9 确保 IMA 背侧有足够的安全空间

A. 腹膜下筋膜前面的剥离
B. 保留腰内脏神经

易（尤其是对于肥胖患者效果很好）（**图2-2-5-11**）。然后，沿B线从中枢侧向末梢侧剥离，见到LCA的分叉处后，继续沿SRA剥离约3cm（便于随后的血管处理）。最后，沿LCA及IMV，切开C线，清扫A、B、C线所围成的四边形内的第3站淋巴结。

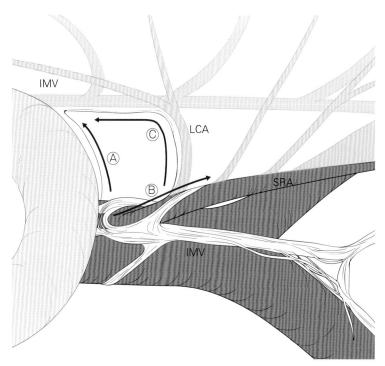

图2-2-5-10　淋巴结清扫范围及其流程

按A线→B线→C线的顺序清扫

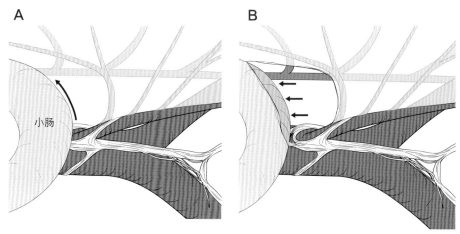

小肠盖住IMA根部，影响术野　　　　　　　　小肠滑向头侧，IMA根部的操作变得容易

图2-2-5-11　中枢侧淋巴结清扫时，头侧肠系膜的离断

A.头侧肠系膜离断前
B.头侧肠系膜离断后

3. 血管及其与肠系膜脂肪之间疏松层面（血管鞘）的剥离技巧

在淋巴结清扫过程中，对于可切除的血管不存在问题，但对于需要保留的血管，重要的是沿血管壁与肠系膜脂肪组织之间最疏松的层面进行剥离。首先，从一处显露血管壁，沿血管壁剥离肠系膜脂肪组织，则可无出血、顺利进行淋巴结的 en bloc（整块）清扫（**图 2-2-5-12**）。

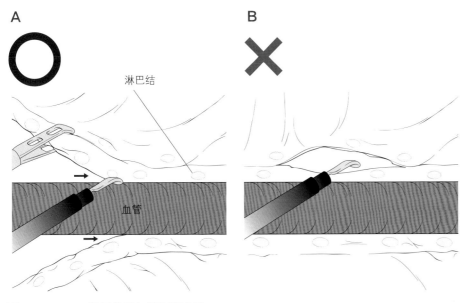

图 2-2-5-12　淋巴结清扫的剥离方法
A. 剥离线良好（〇）。在肠系膜脂肪组织与血管壁之间疏松层面内剥离
B. 剥离线不良（✕）。在肠系膜脂肪组织内剥离（增加出血及肿瘤细胞播散风险）

技术认定考试合格确认清单

□淋巴结清扫的 3 个原则

第 2 部分　腹腔镜下大肠切除术（乙状结肠/直肠前方切除术）

第 5 章　"剥离"组织

第 3 节　外侧入路

技术认定考试合格的通行证

掌握适当剥离层面的进入方法及剥离范围与避免脏器损伤的技巧。

✔ 要点

（1）外侧入路时，应在肠系膜与壁层腹膜生理性融合处（lateral attachment）稍偏肠管侧开始剥离。

（2）将乙状结肠系膜置于顶棚侧，剥离时确切保留后腹膜，剥离 Toldt 融合筋膜。

（3）剥离层面内结缔组织最薄的髂总动静脉前面留到最后再进行剥离。

手术技术入门

在内侧入路时，已经在腹膜下筋膜前方的层面内充分向外侧剥离并留置纱布，如何进入纱布所在的层面是外侧入路的技术要求。

需避免损伤的输尿管、生殖动静脉及腹下神经已经被保护在纱布背侧，故外侧入路最重要的是尽量避免进入后腹膜以深的层面。因此，外侧入路进入适当的剥离层面，并维持该层面的 3 个原则是：**1** 在肠系膜与壁层腹膜生理性融合处稍偏肠管侧开始剥离；**2** 将乙状结肠置于顶棚侧，剥离时确切保留后腹膜；**3** 髂总动静脉前面留到最后再剥离。

通过学习本章希望读者在认识到内侧入路与外侧入路剥离层面的不同及两者在何处连通的基础上，掌握外侧入路剥离层面的进入方法、剥离的顺序及剥离方法。

进入适当的剥离层面并维持在该层面的诀窍

「A」　在肠系膜与壁层腹膜生理性融合处稍偏肠管侧开始剥离。

「B」　将乙状结肠置于顶棚侧，剥离时确切保留后腹膜。

「C」　髂总动静脉前面留到最后再剥离。

要点解说

1. 外侧入路时，应在肠系膜与壁层腹膜生理性融合处（lateral attachment）稍偏肠管侧开始剥离

　　外侧入路开始剥离的部位是乙状结肠系膜与后腹膜生理性融合处（lateral attachment）。助手将乙状结肠向右侧、腹侧牵拉，则生理性融合处及后腹膜被一并上提，如从生理性融合处的稍偏肠管侧开始进行切开操作，则可进入将后腹膜保留在背侧的正确剥离层面（**图2-2-5-13**）。

2. 将乙状结肠系膜置于顶棚侧，剥离时确切保留后腹膜，剥离 Toldt 融合筋膜

　　如"内侧入路"一章所述，"剥离"操作时，在内外两层筋膜之间，应清楚沿哪层筋膜剥离才能进行安全、正确的剥离。在该处，形成 Toldt 融合筋膜的乙状结肠系膜后叶与后腹膜的两层膜中，应将乙状结肠系膜后叶置于顶棚侧，确切保留后腹膜（**图2-2-5-14**）。随着剥离的进行，透过后腹膜可见到纱布，则于此处切开后腹膜，与内侧入路的层面贯通，取出纱布（**图2-2-5-15**）。如不取出纱布，则显示器上视野的纵深消失，导致距离感缺失。

3. 剥离层面内结缔组织最薄的髂总动静脉前面留到最后再进行剥离

　　外侧入路剥离时，如剥离层面内结缔组织较厚，则可安全、顺利进行操作。因此，沿

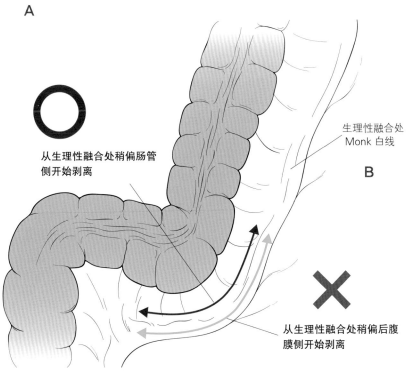

A

从生理性融合处稍偏肠管侧开始剥离

生理性融合处
Monk 白线

B

从生理性融合处稍偏后腹膜侧开始剥离

图2-2-5-13　外侧入路的腹膜切开线
A. 切开线良好（○）。于生理性融合处稍偏肠管侧开始剥离
B. 切开线不良（×）。于生理性融合处稍偏后腹膜侧开始剥离

第二篇　实践篇

Monk 白线剥离生理性融合，越过乙状结肠的降结肠 – 乙状结肠交界处，剥离至降结肠中部，然后再向尾侧切开、剥离直肠左侧，最后再剥离髂总动静脉前面。该处剥离层面内结缔组织薄，且由于大血管的存在，导致后腹膜并非呈平面，剥离较困难，最后剥离方为上策。

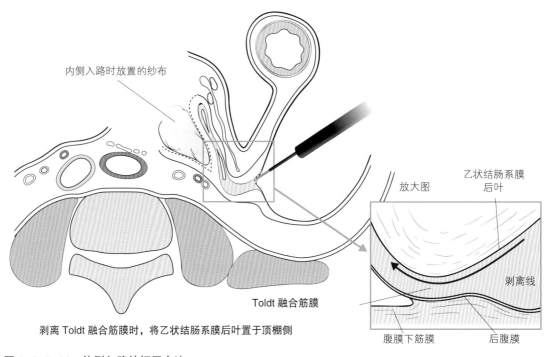

剥离 Toldt 融合筋膜时，将乙状结肠系膜后叶置于顶棚侧

图 2-2-5-14　外侧入路的切开方法

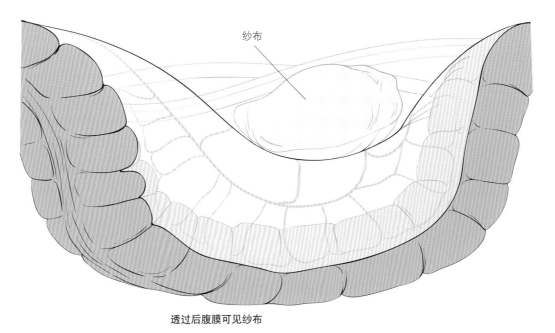

透过后腹膜可见纱布

图 2-2-5-15　外侧入路的剥离层面

技术认定考试合格确认清单

□进入适当的剥离层面并维持该层面的诀窍（3）

第 2 部分　腹腔镜下大肠切除术（乙状结肠 / 直肠前方切除术）

第 5 章　"剥离"组织

第 4 节　直肠的剥离［肿瘤特异性直肠系膜切除（tumor specific mesorectal excision，TSME）］

> 技术认定考试合格的通行证
>
> **掌握正确的剥离层面、安全的剥离方法及适当的剥离范围。**

✔ 要点

（1）剥离层面的标志在后壁为腹下神经前筋膜，在前壁为 Denonvilliers 筋膜。

（2）剥离方法是，在内外两层筋膜所形成的剥离层面内进行剥离，沿内侧的直肠固有筋膜进行层面拓展。

（3）剥离的顺序是：后壁→前壁→侧壁→最后剥离位于 2 点钟方向及 10 点钟方向的 NVB（神经血管束）。

手术技术入门

在技术认定考试的大肠部分，要求进行腹腔镜下的 DST 吻合操作，故合适的病变是位于乙状结肠的远侧及直肠 – 乙状结肠交界处的肠癌。因此，远侧肠管的离断位于直肠上段，在肿瘤学上，其术式称为 TSME（tumor specific mesorectal excision）。

直肠剥离的要点可归纳为如下 3 点：**❶作为肿瘤手术，应该在哪个层面内进行直肠剥离？❷为了安全进行随后的直肠离断与吻合，应进行多大范围的剥离？❸考虑到功能的保护，为了保留自主神经，安全的剥离顺序是什么？**

也就是说，必须理解直肠剥离的三大诀窍：**❶剥离层面、❷剥离范围、❸剥离顺序**。

TSME 作为实现肿瘤局部清除（local clearance）的手术，其剥离层面是无血层面，也是最安全的操作层面。另外，直肠远侧前、后壁的剥离范围，与直肠离断、吻合的难易程度和安全性密切相关。可以说，吻合口漏等吻合口并发症的发生，在"直肠的剥离"阶段就已见端倪。

对于以上 3 点，必须熟悉盆腔内的外科解剖，尤其是膜结构、血管走行、自主神经走行等，本章基于盆腔内直肠周围的外科解剖，介绍适当的剥离层面、剥离顺序及剥离范围。

直肠剥离要点

「A」 剥离层面。

「B」 剥离范围。

「C」 剥离顺序。

要点解说

1. 剥离层面的标志在后壁为腹下神经前筋膜，在前壁为 Denonvilliers 筋膜

TSME 剥离层面的标志为 3 层筋膜，即 **1** **后壁外侧：腹下神经前筋膜；2 前壁外侧：Denonvilliers 筋膜；3 前后壁的内侧：直肠固有筋膜**。从肿瘤学根治性与安全性两方面考虑，正确的操作就是在这些筋膜之间的结缔组织层面内进行剥离（**图 2-2-5-16**）。因此，剥离前壁时，将 Denonvilliers 筋膜保留在前列腺或子宫侧，但如肿瘤位于直肠前壁，考虑到肿瘤学安全性，有时沿 Denonvilliers 筋膜腹侧的精囊腺、前列腺包膜（腹膜下筋膜）进行剥离。在这种情况下，如沿 Denonviliers 筋膜腹侧的层面剥离，则结缔组织的间隙逐渐变小，神经血管束（neurovascular bundle，NVB）部分显露，在 Denonviliers 筋膜的终点与会阴体相连，为了避免损伤尿道，至少应在近会阴体前切开 Denonvilliers 筋膜，转入直肠侧，继续剥离肛管（**图 2-2-5-17**）。在各种学术会议中，大家经常听到的术语，就是筱原《图解外科手术 第 3 版》中提到的所谓 a 层（above）（Denonvilliers 筋膜腹侧的层面）及 b 层（below）（Denonvilliers 筋膜的背侧层面）。

对于技术认定考试所考核的病例，直肠前壁的剥离至腹膜反折就足矣，但对于低位前方切除术，尤其是超低位前方切除术，继续向远侧剥离是必不可少的技术。

TSME 剥离层面的标志

「A」 后壁外侧：腹下神经前筋膜。

「B」 前壁外侧：Denonvilliers 筋膜。

「C」 前后壁的内侧：直肠固有筋膜。

第二篇 实践篇

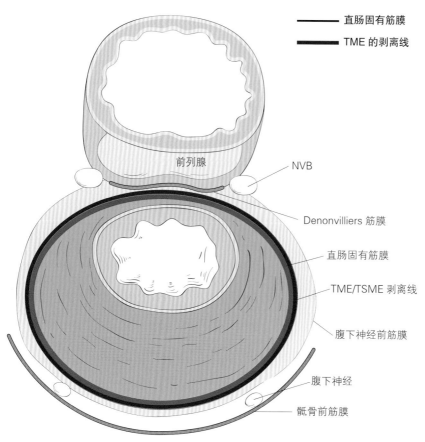

直肠固有筋膜
TME 的剥离线

前列腺
NVB
Denonvilliers 筋膜
直肠固有筋膜
TME/TSME 剥离线
腹下神经前筋膜
腹下神经
骶骨前筋膜

图 2-2-5-16　直肠的剥离层面

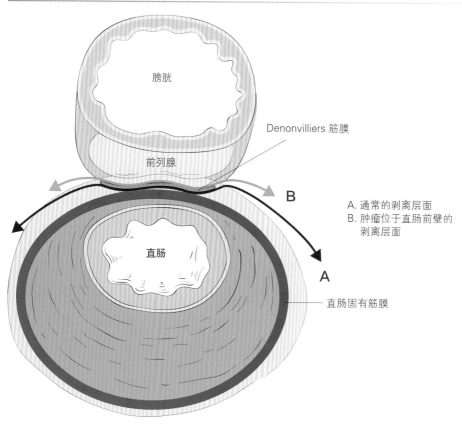

膀胱
Denonvilliers 筋膜
前列腺
B
A. 通常的剥离层面
B. 肿瘤位于直肠前壁的
　剥离层面
直肠
A
直肠固有筋膜

图 2-2-5-17　直肠前壁的剥离

A. 通常的剥离层面
B. 肿瘤位于直肠前壁

2. 剥离方法是，在内外两层筋膜所形成的剥离层面内进行剥离，沿内侧的直肠固有筋膜进行层面拓展

　　在构成剥离层面的内外两层筋膜中，沿哪层筋膜剥离是剥离操作的关键。与内侧入路或外侧入路时一样，首先应考虑的是必须绝对避免损伤的脏器，如输尿管、腹下神经 / 盆腔内脏神经、髂内动静脉、NVB、精囊腺、前列腺置于腹下神经前筋膜及 Denonvilliers 筋膜的外侧。因此，剥离直肠的原则是：**1首先沿位于内侧的直肠固有筋膜，扩大剥离范围**；**2剥离时，确切保留位于外侧的腹下神经前筋膜及 Denonvilliers 筋膜**；**3剥离线恒定为以直肠为中心的同心圆**（图 2-2-5-18）。

　　对于后壁的腹下神经前筋膜的剥离，应充分利用腹腔镜的放大视野及良好的视认性，确切保留左右腹下神经及骶骨前面直立的盆腔内脏神经（S2、S3）及盆腔神经丛。另外，作为癌症手术的原则，TSME/TME 必须得到贯彻，因此，毋庸赘言，必须避免损伤直肠固有筋膜，进入直肠系膜。

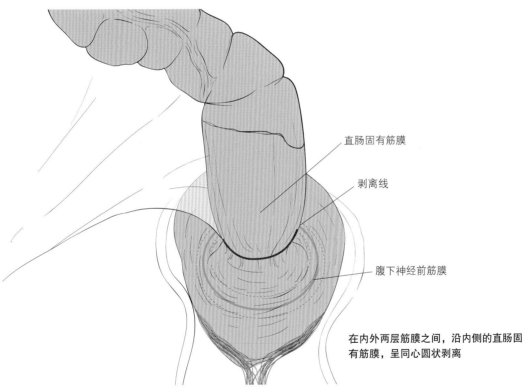

直肠固有筋膜

剥离线

腹下神经前筋膜

在内外两层筋膜之间，沿内侧的直肠固有筋膜，呈同心圆状剥离

图 2-2-5-18　剥离层面内的剥离方法

剥离直肠的原则

「A」　　首先沿位于内侧的直肠固有筋膜，扩大剥离范围。

「B」　　剥离时，确切保留位于外侧的腹下神经前筋膜及 Denonvilliers 筋膜。

「C」　　剥离线恒定为以直肠为中心的同心圆。

第二篇　实践篇

3. 剥离的顺序是：后壁→前壁→侧壁→最后剥离位于 2 点钟方向及 10 点钟方向的 NVB（神经血管束）

　　TSME 术中，为了提高安全性，缩短手术时间，手术顺序的设计也很重要。直肠剥离顺序的原则是：**❶从后壁开始剥离；❷在前壁切开腹膜反折处；❸侧方的侧韧带的处理及在直肠与 NVB 内侧间隙的剥离**（图 2-2-5-19）。首先剥离标志清晰的后壁与前壁，侧壁最后剥离。在侧壁，有唯一与后腹膜相连的侧韧带（包含直肠中动静脉、盆腔神经直肠支），并与 NVB 贴近。前、后壁的剥离，按照剥离的基本原则，首先剥离后壁，因后壁的外侧不存在有损伤风险的结构，剥离层面内结缔组织厚，安全性高。

　　首先剥离后壁，其安全操作流程要点是：**❶从后壁正中开始剥离；❷沿直肠固有筋膜，呈同心圆状向左右拓展、剥离；❸向肛侧剥离至直肠骶骨融合处（韧带）为止。**后壁的充分剥离，有助于增加直肠的活动度，便于直肠离断及吻合。因此，在离断直肠骶骨融合部（髂骨尾骨肌）后，继续向肛侧剥离，直至可确认肛提肌（髂骨尾骨肌）（图 2-2-5-20A）。如肿瘤体积大或骨盆狭窄，则最好一并离断位于后壁侧中央的 V 形直肠（肛门）尾骨韧带（hiatal ligament）（图 2-2-5-20B）。

　　接着进行前壁的剥离：**❶切开腹膜反折处"凹陷"的直肠侧腹膜；❷保留 Denonvilliers 筋膜，沿直肠固有筋膜，扩大剥离范围；❸剥离范围为以前壁正中为**

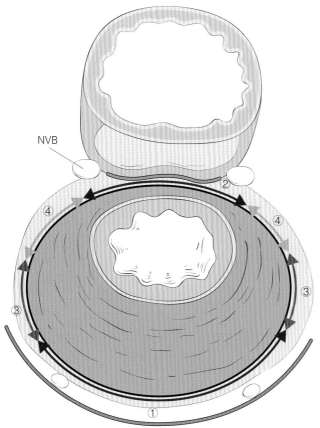

NVB

①后壁→②前壁→③侧壁→④直肠与 NVB 之间的间隙

图 2-2-5-19　直肠剥离顺序

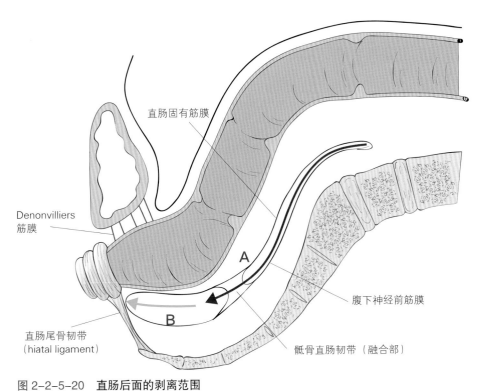

图 2-2-5-20 直肠后面的剥离范围

A. 通常的剥离范围：离断直肠骶骨融合部，剥离至可确认肛提肌的水平
B. 必须离断直肠尾骨韧带的病例：如直肠难以向腹腔方向伸展，则后壁剥离至离断直肠尾骨韧带的水平

中心的 2 点钟方向与 10 点钟方向之间。 **1** "凹陷"相当于 Denonvilliers 筋膜的口侧端。因此，如采用通常的在直肠侧剥离 Denonvilliers 筋膜的方法，则在"凹陷"的直肠侧切开腹膜，进行前壁的剥离。如在 Denonvilliers 筋膜的腹壁侧剥离，则在"凹陷"的腹壁侧切开腹膜，更易进入剥离的目标层面（**图 2-2-5-21**）。第 **3** 点的理由是，2 点钟方向与 10 点钟方向存在 NVB，NVB 损伤出血有时会导致盆腔内视野不佳，止血以后，也会是原先白色的剥离层面变成暗红色，影响剥离层面的辨认。另外，直肠固有筋膜与 NVB 之间的间隙较其他部位更窄，且骨盆在此呈研钵状，在剥离时，水平方向使用能量器械，存在损伤 NVB 的风险（**图 2-2-5-22**）。在完成其他部位的剥离后，层面充分展开后再剥离 2 点钟与 10 点钟位置尤为重要。

侧壁有侧韧带，其剥离原则是：**1 充分剥离侧韧带后面，确保安全空间；2 剥离侧韧带腹侧，确保安全空间后再离断侧韧带；3 如同打通侧方的剥离线与前壁的剥离线，在直肠与 NVB 之间的间隙内进行剥离。** 充分剥离侧韧带的腹侧与背侧，使盆腔神经主干向外侧回落，避免损伤，最后再离断侧韧带（**图 2-2-5-23**）。为了确切进行随后的直肠离断与吻合，双侧侧壁的剥离范围应一致。不过，对于技术认定考试的考核病例，侧壁的剥离至侧韧带以上就足够了。

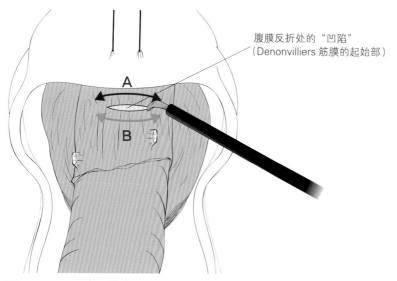

图 2-2-5-21　直肠前壁剥离的开始部位

A. 剥离层面位于 Denonvilliers 筋膜的前面：自"凹陷"的腹壁侧开始剥离
B. 剥离层面位于 Denonvilliers 筋膜的后面：自"凹陷"的直肠侧开始剥离

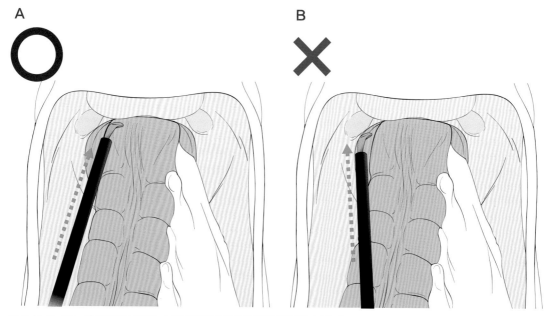

图 2-2-5-22　在直肠与 NVB 之间进行剥离时的能量器械使用方法

A. 使用方法良好（○）。能量器械的方向为沿研钵状盆壁的方向
B. 使用方法不良（×）。能量器械的方向为水平方向，可能损伤 NVB

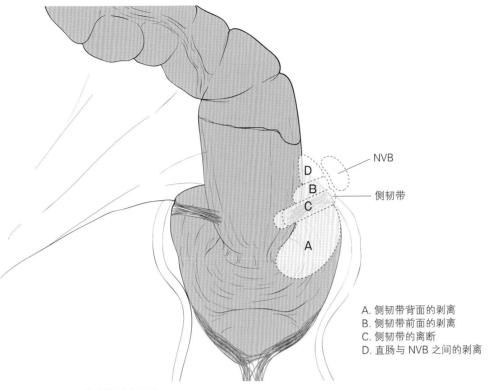

A. 侧韧带背面的剥离
B. 侧韧带前面的剥离
C. 侧韧带的离断
D. 直肠与 NVB 之间的剥离

图 2-2-5-23　后壁的剥离顺序

侧韧带背面的剥离→侧韧带前面的剥离→侧韧带的离断→直肠与 NVB 之间的剥离
在离断侧韧带前，充分剥离其腹侧、背侧，使盆腔神经主干向外侧回落，避免损伤，最后再离断侧韧带

直肠剥离顺序的原则

「A」　从后壁开始剥离。

「B」　在前壁切开腹膜反折处。

「C」　侧方的侧韧带的处理及在直肠与 NVB 内侧间隙的剥离。

技术认定考试合格确认清单

□ 直肠剥离的要点（3）

□ TSME 剥离层面的标志（3）

□ 直肠剥离方法的原则（3）

□ 直肠剥离顺序的原则（3）

□ 后壁安全剥离的要点（3）

□ 前壁安全剥离的要点（3）

□ 侧壁（存在侧韧带）剥离的原则（3）

第 6 章　处理血管

第 1 节　肠系膜下动静脉（IMA/IMV）

技术认定考试合格的通行证

掌握主要支配血管根部的离断部位与离断方法。

✔ **要点**

（1）根据清扫程度决定血管的离断部位：IMA/IMV 或 SRA/SRV。

（2）最小限度剥离血管鞘，显露 IMA/IMV 的血管壁。

（3）根据能量器械的特点进行血管离断。

手术技术入门

　　乙状结肠或直肠 – 乙状结肠交界癌的供血血管为肠系膜下动脉（IMA），回流血管为肠系膜下静脉（IMV）。根据大肠癌治疗指南，对于早期癌，行 D2 淋巴结清扫，在直肠上动脉起始部处理血管；对于进展期癌，行 D3 淋巴结清扫，于 IMA 根部处理中枢侧血管。

　　在临床上，对于进展期癌，通常行 D3 淋巴结清扫，保留左结肠动脉（LCA），于 SRA 起始部处理血管，即"保留 LCA 的 D3 淋巴结清扫"。这是因为日本人的乙状结肠长，如其保留较长，尤其需要充分保留近侧肠管的血供。在处理血管方面，近年来涌现了各种能量器械。电铲（单极型、双极型）、超声凝固装置、血管闭合系统等自 2012 年扩大到腹腔镜手术的保险适用范围以来，在临床得到快速普及。

　　本章将介绍在充分理解淋巴结清扫与支配血管处理的关系、动脉与静脉的关系，了解血管局部解剖及各种能量器械特性的基础上，掌握支配血管的合理离断部位及安全离断方法。

要点解说

1. 根据清扫程度决定血管的离断部位：IMA/IMV 或 SRA/SRV

　　对于早期癌，在 SRA 分叉处处理中枢侧血管，行 D2 淋巴结清扫；而对于进展期癌，有两种对中枢侧血管的处理方法：第一种是在 IMA 根部处理，行 D3 淋巴结清扫；第二种是保留 LCA，于 SRA 根部处理血管，即所谓的"保留 LCA 的 D3 淋巴结清扫"（图 2-2-6-1）。

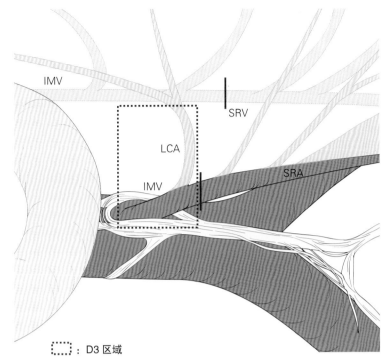

□□□ : D3 区域

图 2-2-6-1 处理中枢侧血管的选择（保留 LCA 的 D3 淋巴结清扫）

笔者的做法是，对于直肠癌，为了维持吻合口血供，通常行"保留 LCA 的 D3 淋巴结清扫"。另外，对于偏早期的近侧乙状结肠（降结肠 – 乙状结肠交界处）肿瘤，如行肠管切除但需保留远侧乙状结肠，有时选择离断乙状结肠动脉（有时一并离断 LCA）而保留 SRA。此时，吻合需采用功能性端端吻合（functional endo to endo，FEE），这不属于技术认定考试的对象病例。在不少情况下，术中实在难以判断支配血管，术前增强 CT（或 MDCT）对把握肿瘤支配血管的走行与分支形态很有帮助。根据我们术中所见的资料，从 IMA 根部到发出 LCA 处的血管长度，竟然长达 2 ~ 8cm（平均约 5cm）。

至于如何决定静脉的离断部位，一般建议"在处理动脉的同一水平离断静脉"。笔者也认同这一做法。这是因为如静脉离断位置过高，则动脉血回流不充分，容易导致肠管水肿。外科医生在处理容易水肿的大肠时，"无疑应该注意动脉血流，但也应注意充分确保静脉的回流"。IMV 走行于 IMA 左侧 1 ~ 2 横指处，但应知道，随着助手将乙状结肠向外侧、腹侧牵拉方法的不同，其距离是可变的。

综上所述，在"根据清扫程度决定血管离断位置"时，三大原则是：**1**根据肿瘤的进展程度与位置选择离断血管的部位；**2**通过术前影像学检查把握支配动脉的走行与分支形态；**3**不仅要注意动脉血流，也应时常注意充分确保静脉回流。

根据清扫程度决定血管离断位置的原则

「A」 根据肿瘤的进展程度与位置选择离断血管的部位。

「B」 通过术前影像学检查把握支配动脉的走行与分支形态。

「C」 不仅要注意动脉血流，也应时常注意充分确保静脉回流。

2. 最小限度剥离血管鞘，显露 IMA/IMV 的血管壁

决定血管的离断位置后，进入血管的实际显露阶段。关于显露血管的方法，在"处理血管"一章中也有描述，应理解肠系膜内 IMA、LCA 及 SRA 等血管的位置与构造，剥离肠系膜腹侧与背侧的脂肪组织，显露血管鞘。将血管鞘的一部分，通常是右侧壁，用电刀切开，显露血管壁，全周剥离血管鞘，显露血管壁本身。

在根部离断 IMA 或 LCA 或者 D2 淋巴结清扫时，SRA 起始部的离断，显露血管壁的长度只需要一横指，可上夹子或通过血管闭合系统离断即可。如行保留 LCA 的 D3 淋巴结清扫，则需要打开、切除 IMA 根部至 SRA 起始部及 LCA 清扫范围内的血管鞘，通常这一操作需要增加 20~30 分钟时间。由于技术认定考试是采用减分的评价方法，故行 D3 淋巴结清扫时，选择 IMA 根部处理血管更简单、有利。

如行保留 LCA 的 D3 淋巴结清扫，在开始切开血管鞘时，从视野最好的动脉壁右侧开始。术者左手钳子持部剥离血管鞘断端并反向牵拉，自 SRA 起始部开始朝 IMA 根部方向，用能量器械沿血管壁外的疏松层面呈直线切开（**图 2-2-6-2**）。以 IMA 右壁为中心，将血管鞘"开窗"后，朝动脉前壁与后壁方向剥离血管鞘，全周显露动脉壁。切开、剥离血管鞘时，务必避免能量器械造成热损伤（**图 2-2-6-3**）。血管热损伤，可能导致术后出血与假性动脉瘤。

行中枢侧血管处理时，显露动脉壁的 3 个原则是：**1 切开拟离断处的动脉壁右侧血管鞘，显露部分动脉壁；2 如行保留 LCA 的 D3 淋巴结清扫，则首先将动脉壁右侧的血管鞘自 SRA 根部至 IMA 根部呈直线切开，显露动脉壁；3 避免能量器械导致血管壁热损伤。**

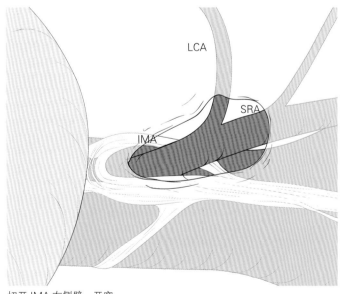

切开 IMA 右侧壁，开窗

图 2-2-6-2　保留 LCA 的 D3 淋巴结清扫时切开血管鞘

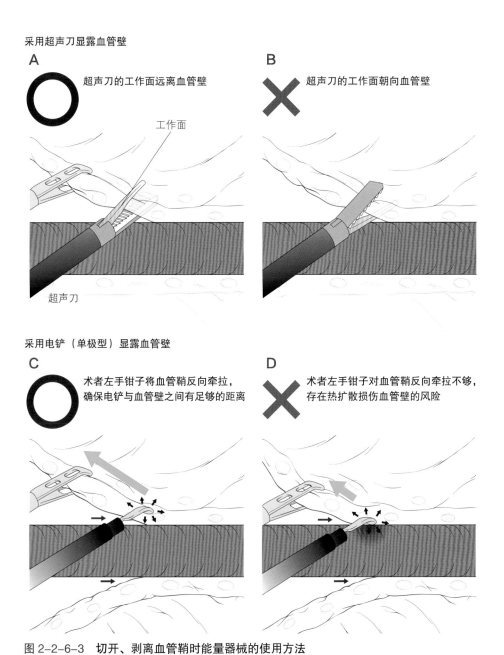

采用超声刀显露血管壁

A　超声刀的工作面远离血管壁

工作面

超声刀

B　超声刀的工作面朝向血管壁

采用电铲（单极型）显露血管壁

C　术者左手钳子将血管鞘反向牵拉，确保电铲与血管壁之间有足够的距离

D　术者左手钳子对血管鞘反向牵拉不够，存在热扩散损伤血管壁的风险

图 2-2-6-3　切开、剥离血管鞘时能量器械的使用方法

处理中枢侧血管时，显露动脉壁的 3 个原则

「A」　切开拟离断处的动脉壁右侧血管鞘，显露部分动脉壁。

「B」　如行保留 LCA 的 D3 淋巴结清扫，则首先将动脉壁右侧的血管鞘自 SRA 根部至 IMA 根部呈直线切开，显露动脉壁。

「C」　避免能量器械导致血管壁热损伤。

3. 根据能量器械的特点进行血管离断

显露拟离断处的血管壁后,进行血管离断。此时,可采用夹子或血管闭合系统(vessel sealing device:LigaSure™ 等)。采用什么方法并不重要,重要的是保证血管离断的安全、确切。

夹子夹闭后离断血管的陷阱是,超声刀在夹子之间进行离断时,如距离中枢侧夹子太近,热扩散可能导致中枢侧夹子脱落。采用超声刀离断血管时,通常在中枢侧上两个夹子,确保离夹子有足够的距离。如血管太粗,无法上夹子,则体内结扎或体外结扎是可靠的选择。用血管闭合系统进行血管离断很方便,相信今后使用率有望增加。然后,可闭合的血管直径在 7mm 以内,对于粗大的动脉,可靠的做法是同时使用夹子或闭合两次以增加闭合的宽度(图 2-2-6-4)。

而对于静脉的离断,采用上夹子或血管闭合系统都没问题,但由于静脉的弹力纤维等结缔组织少,如采用通过结缔组织变形实现止血的血管闭合系统,则静脉的中枢侧同时上夹子更安全。

综上所述,离断中枢侧血管的三大原则是:**1如采用夹子夹闭的方法,则为了避免热扩散导致夹子脱落,应确保能量器械与中枢侧夹子之间的距离;2血管闭合系统两次凝闭可提高止血能力;3血管闭合系统离断静脉时,同时上夹子。**

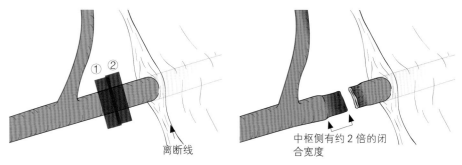

离断线

中枢侧有约 2 倍的闭合宽度

图 2-2-6-4　采用血管闭合系统的两次凝闭法

离断中枢侧血管的原则

「A」　如采用夹子夹闭的方法,则为了避免热扩散导致夹子脱落,应确保能量器械与中枢侧夹子之间的距离。

「B」　血管闭合系统两次凝闭可提高止血能力。

「C」　血管闭合系统离断静脉时,同时上夹子。

技术认定考试合格确认清单

□根据淋巴结清扫程度决定血管离断位置的原则(3)

□处理中枢侧血管时,显露血管的原则(3)

□处理中枢侧血管时,离断血管的原则(3)

第 6 章 处理血管

第 2 节 直肠中动静脉

> 技术认定考试合格的通行证
>
> **掌握基于侧韧带外科解剖的直肠中动静脉的安全离断方法。**

✔ 要点

（1）充分剥离侧韧带背侧，确保安全空间。

（2）剥离侧韧带腹侧，确保安全空间。

（3）松解偏向直肠侧的盆腔神经丛主干，仅离断其直肠支。

手术技术入门

处理包含直肠中动静脉在内的侧韧带，尤其需要基于外科解剖的操作。尽管技术认定考试规定的病例中，几乎不涉及侧韧带的处理，但对于低位前方切除术，侧韧带的处理是不可缺少的手术技术。

髂内动脉在侧韧带水平，发出膀胱下动脉，膀胱下动脉再发出直肠中动脉。直肠中动脉与盆腔内脏神经的直肠支一道构成侧韧带的一部分，并流入直肠（图 2-2-6-5）。根据外科解剖的观点，双侧侧韧带是直肠固有筋膜的唯一阙如之处，走行于该处的血管与神经，连接直肠与后腹膜（图 2-2-6-6）。同"直肠的剥离"一章所述，**TME/TSME 的原则是在前方及后方沿直肠固有筋膜进行剥离，并向肛侧拓展**，只要在侧韧带部分，剥离层面必定不清晰。因此，剥离时可能进入直肠侧或后腹膜侧，存在损伤盆腔神经丛、髂内动脉或直肠壁的风险。从肿瘤学安全性的角度来说，务必避免进入直肠侧（图 2-2-6-7）。

因此，应掌握基于侧韧带的外科解剖学特点，安全、可靠处理包含直肠中动静脉的侧韧带的 3 个原则是：**1 充分剥离侧韧带背侧，确保安全空间；2 剥离侧韧带腹侧，确保安全空间；3 松解偏向直肠侧的盆腔神经丛主干，仅离断其直肠支**。

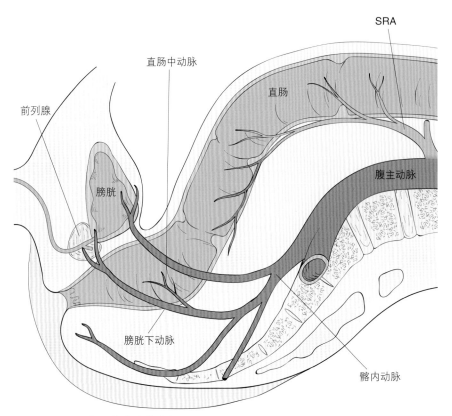

SRA

直肠中动脉

前列腺

直肠

膀胱

腹主动脉

膀胱下动脉

髂内动脉

图 2-2-6-5　直肠中动脉的走行

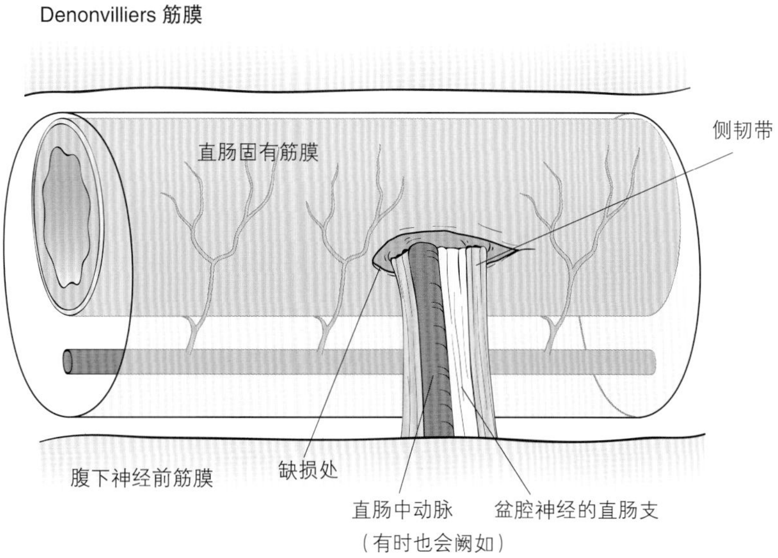

Denonvilliers 筋膜

直肠固有筋膜

侧韧带

腹下神经前筋膜　　缺损处

直肠中动脉　　盆腔神经的直肠支

（有时也会阙如）

图 2-2-6-6　侧韧带与直肠固有筋膜的关系

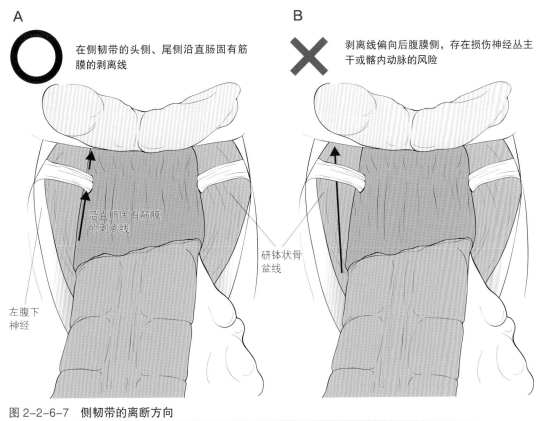

图 2-2-6-7　侧韧带的离断方向

A. 良好（○）
B. 不良（×）

安全、可靠处理包含直肠中动静脉的侧韧带的 3 个原则

「A」　充分剥离侧韧带背侧，确保安全空间。

「B」　剥离侧韧带腹侧，确保安全空间。

「C」　松解偏向直肠侧的盆腔神经丛主干，仅离断其直肠支。

要点解说

1. 充分剥离侧韧带背侧，确保安全空间

处理侧韧带时，首先要确保其背侧有足够的安全空间。在直肠背侧，应以直肠后壁为中心，在保留双侧腹下神经前筋膜的同时，沿直肠固有筋膜向尾侧充分剥离至可见肛提肌的水平。进一步呈同心圆状向侧方拓展，即可在 3 点钟与 9 点钟方向见到可认为是侧韧带的结构。在此处，不要立即离断侧韧带，优先剥离其腹侧的结缔组织非常重要。

2. 剥离侧韧带腹侧，确保安全空间

在 3 点钟方向与 9 点钟方向见到连接直肠与后腹膜的貌似侧韧带的结构后，则转向侧韧带的腹侧进行剥离，向尾侧剥离，直至明确跨过侧韧带、可辨认直肠固有筋膜的水平。此时，如向腹侧剥离过度，则会贴近 NVB，应避免损伤（**图 2-2-6-8**）。

3. 松解偏向直肠侧的盆腔神经丛主干，仅离断其直肠支

在充分剥离侧韧带的背侧与腹侧后，离断直肠中动脉及盆腔神经丛的直肠支。通常单极电刀或超声刀即可安全、无血离断直肠中动脉。偶尔可见直肠中动脉粗大，使用血管闭合系统非常简便。这里很重要的是，盆腔神经丛主干被牵向直肠侧呈"く"字形，如直接用能量器械离断侧韧带，则可能损伤盆腔神经丛主干。因此，离断侧韧带时，术者左手钳子应使盆腔神经丛主干回落至后腹膜侧，仅离断其直肠支（**图 2-2-6-9**）。另外，低位前切除术中，直肠中动脉的位置，往往位于直肠的离断线附近，原则是不应使用夹子，而使用能量器械进行离断。

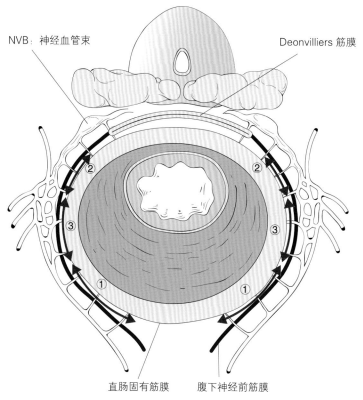

NVB：神经血管束　　　　　　　　　　　　Deonvilliers 筋膜

直肠固有筋膜　　腹下神经前筋膜

图 2-2-6-8　处理侧韧带的顺序

①侧韧带背侧的剥离→②侧韧带腹侧的剥离→③直肠中动脉的离断

技术认定考试合格确认清单

□安全、可靠处理包含直肠中动静脉的侧韧带的原则（3）

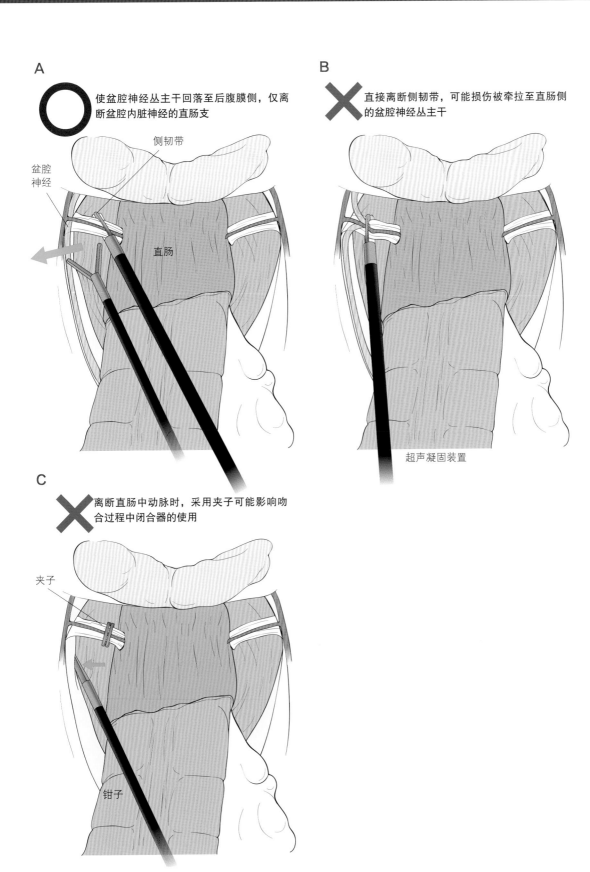

A
使盆腔神经丛主干回落至后腹膜侧，仅离断盆腔内脏神经的直肠支

侧韧带

盆腔神经

直肠

B
直接离断侧韧带，可能损伤被牵拉至直肠侧的盆腔神经丛主干

超声凝固装置

C
离断直肠中动脉时，采用夹子可能影响吻合过程中闭合器的使用

夹子

钳子

图 2-2-6-9　离断直肠中动脉时，盆腔神经丛主干的保留

A. 良好（○）　B. 不良（×）　C. 不良（×）

第 2 部分　腹腔镜下大肠切除术（乙状结肠 / 直肠前方切除术）

第 7 章　离断组织

第 1 节　乙状结肠系膜

技术认定考试合格的通行证

掌握乙状结肠系膜适当的离断部位与离断方法。

✔ 要点

（1）助手用两把钳子将乙状结肠系膜向外侧、腹侧充分展开。

（2）决定乙状结肠系膜离断部位时，应考虑边缘动静脉的走行。

（3）沿肠的离断线，首先将肠系膜表面的腹膜切开。

手术技术入门

　　大肠的手术操作，大部分工作是"融合层面的剥离"。对于乙状结肠切除术，内侧入路是剥离乙状结肠系膜后叶与腹膜下筋膜之间的融合层面，外侧入路是剥离乙状结肠系膜后叶与后腹膜（Toldt fusion fascia）之间的融合层面；对于直肠前方切除术，在后方是剥离直肠固有筋膜与腹下神经前筋膜之间的融合筋膜，在前方是剥离直肠固有筋膜与Deonvilliers 筋膜之间的融合层面。从发生学的角度而言，融合层面内无交通血管，钝性剥离或使用能量器械都可实现无血的剥离。

　　另外，在大肠手术操作中，除"剥离"以外，尚需要"离断"操作。在技术认定考试的规定病例中，"乙状结肠系膜的离断"与"直肠系膜的处理"就属于"离断"操作。肠系膜的结构与融合层面不同，其内部有血管，必须考虑止血能力，选择、使用各种能量器械。

　　乙状结肠系膜离断的 3 个原则是：**1助手用两把钳子将乙状结肠系膜向外侧、腹侧充分展开；2决定乙状结肠系膜离断部位时，应考虑边缘动静脉的走行；3沿肠的离断线，首先将肠系膜表面的腹膜切开**。在充分理解以上原则的基础上，掌握安全、可靠的手术技术。

乙状结肠系膜离断的原则

「A」　助手用两把钳子将乙状结肠系膜向外侧、腹侧充分展开。

「B」　决定乙状结肠系膜离断部位时，应考虑边缘动静脉的走行。

「C」　沿肠的离断线，首先将肠系膜表面的腹膜切开。

要点解说

1. 助手用两把钳子将乙状结肠系膜向外侧、腹侧充分展开

　　要决定正确的肠系膜离断部位，必须适当展开肠系膜。助手用两把钳子将乙状结肠系膜充分向外侧、腹侧方向展开，正确把握肠系膜内的血管走行及其与肠管的距离（**图2-2-7-1**）。如助手钳子将乙状结肠系膜展开不充分，则在离断肠系膜时，可能损伤需要保留的边缘动静脉或乙状结肠的肠管，从而导致不得不过多切除肠管。在"术野'形成'"一章中也有阐述，离断肠系膜时最重要的是肠系膜的术野展开。

2. 决定乙状结肠系膜离断部位时，应考虑边缘动静脉的走行

　　离断乙状结肠系膜时，需避免损伤直接参与肠管血供的边缘动静脉。一旦损伤边缘动静脉，可能导致不必要的肠管切除或术式变更。即使将乙状结肠系膜充分向外侧、腹侧展开，肥胖患者或肠系膜短的患者也可能因边缘动静脉的走行难以辨识而增加损伤风险。

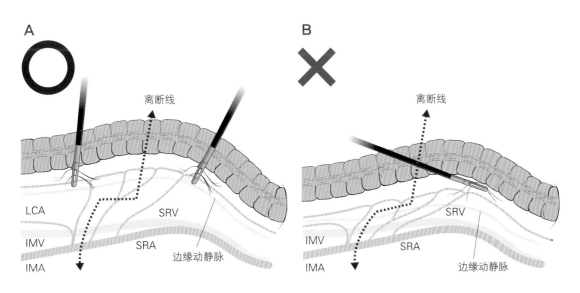

图 2-2-7-1　乙状结肠系膜的展开

A. 良好（○）。肠系膜伸展，可把握边缘动脉及肠管的位置关系
B. 不良（×）。肠系膜伸展不充分，边缘动脉与肠管靠近离断线

第二篇　实践篇

因此，肠系膜的离断不应一味拘泥于腹腔镜下完成，可在部分切开后，通过辅助切口完成肠系膜离断。

3. 沿肠的离断线，首先将肠系膜表面的腹膜切开

离断乙状结肠系膜时，理解肠系膜的构造非常重要。乙状结肠系膜是由腹侧、背侧两层腹膜包裹的脂肪组织，其中存在血管（**图2-2-7-2**）。因此，离断肠系膜时，沿肠系膜离断线，首先仅切开表面的腹膜，则肠系膜向外侧、腹侧展开更容易，血管的走行也更易辨识。

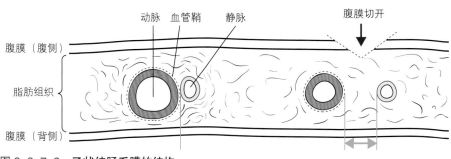

图2-2-7-2　乙状结肠系膜的结构
由腹侧与背侧腹膜包绕的脂肪组织的中央有血管走行

技术认定考试合格确认清单
□乙状结肠系膜离断的原则（3）

第 7 章 离断组织

第 2 节 直肠系膜

技术认定考试合格的通行证

理解直肠系膜的构造，掌握直肠系膜的离断位置、离断顺序及安全的离断方法

✔ **要点**

（1）从直肠系膜的 1 点钟方向（右前壁）开始离断。

（2）沿肠壁与直肠系膜之间的疏松结缔组织层面全周处理直肠系膜。

（3）如同"削苹果皮"样将直肠系膜进行逆时针旋转。

手术技术入门

在腹腔镜下直肠癌的前方切除术中，最难的操作是"直肠系膜的处理"。为了安全离断直肠，需将位于肠管离断线的直肠系膜如同"甜甜圈"一般切除。同时，也需将离断线以上的直肠系膜内淋巴结整块（en bloc）切除。因此，直肠系膜的离断部位，应呈"甜甜圈"样，过宽、过窄都不好。另外，"甜甜圈"应垂直直肠长轴方向。在处理直肠系膜时，考虑到直肠离断与肿瘤学两方面的安全性，首先应想象直肠系膜处理后的场景（图 2-2-7-3）。

接下来，在实际处理系膜时，从何处开始离断，如何进行离断，应根据直肠系膜的结构，即肠管与肠系膜、走行其中的血管等结构的解剖学特点进行操作。另外，腹腔镜手术中钳子的活动范围有限，可谓腹腔镜手术的缺点，应使拟切除的脏器可移动至合适的位置。必须知道，无论术者所用能量器械的方向及腹腔镜位置如何变化，腹腔镜手术总是具有一定局限性的。近年来，为了克服这种局限性而开发的 da Vinci 等设备可称为内镜外科手术支持机器人。

在介绍直肠系膜离断以前，希望读者首先充分理解如下 3 个基本事项：**1 想象直肠系膜呈"甜甜圈"样离断后的场景；2 理解直肠系膜的解剖学构造；3 由于钳子活动范围有限，要了解如何使脏器移动至合适位置**。在此基础上，掌握安全、确切的直肠系膜离断技巧，以便进行确切的直肠离断、吻合及癌症手术的系膜切除。

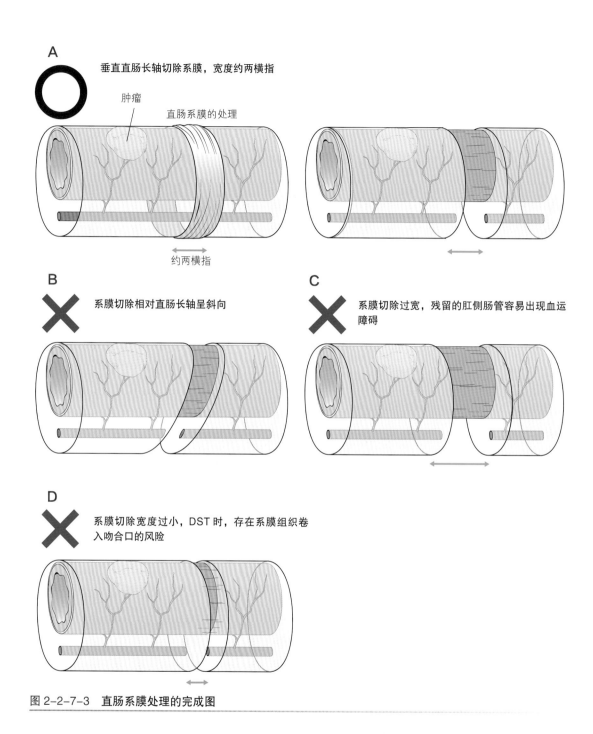

A 垂直直肠长轴切除系膜，宽度约两横指

肿瘤

直肠系膜的处理

约两横指

B 系膜切除相对直肠长轴呈斜向

C 系膜切除过宽，残留的肛侧肠管容易出现血运障碍

D 系膜切除宽度过小，DST 时，存在系膜组织卷入吻合口的风险

图 2-2-7-3　直肠系膜处理的完成图

安全、适当的直肠系膜离断技巧

「A」　想象直肠系膜呈"甜甜圈"样离断后的场景。

「B」　理解直肠系膜的解剖学构造。

「C」　由于钳子活动范围有限，要了解如何使脏器移动至合适位置。

要点解说

1. 从直肠系膜的 1 点钟方向（右前壁）开始离断

掌握直肠系膜的解剖学特征，有助于判断从何处开始离断系膜以便于手术的顺利进行。肠管的前壁几乎没有脂肪组织，仔细观察，可在肠管与系膜分界的 1 点钟方向及 11 点钟方向见到"凹陷"（**图 2-2-7-4**）。首先，在腹腔镜术野良好的 1 点钟方向（右前壁），用电刀切开部分腹膜，在肠壁与肠系膜之间的疏松结缔组织内剥离。

直肠系膜内血管丰富，冒失切开直肠系膜，盲目挑战，哪怕使用血管闭合系统等最新式的仪器，也会因出血导致难以辨认正确层面而陷入困境。重要的是，必须懂得如何利用最新式的仪器，了解"敌人"的弱点。

在此就要根据直肠系膜的特点，快速争取"战斗"（手术操作）的胜利（通过技术认定考试）。从 1 点钟方向（右前壁）开始离断，11 点钟方向作为离断的终点，事先用电刀烧灼标记，则进行全周性系膜离断时，离断线不易相互错开，或者用龙胆紫进行全周性离断线标记也不错。

2. 沿肠壁与直肠系膜之间的疏松结缔组织层面全周处理直肠系膜

在解剖学上，肠壁与肠系膜之间存在血管稀少的疏松结缔组织层面。因此，从直肠系膜的 1 点钟方向（右前壁）开始离断系膜，沿肠管在其与肠系膜之间进行剥离，则可无血、顺利地进行操作（**图 2-2-7-5**）。另外，由于剥离操作时，肠管恒定位于内侧，可避免肠管损伤，保证手术安全。此处最需注意的是，为了一次性离断直肠，需减少肠壁厚

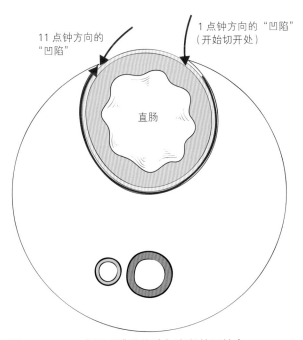

图 2-2-7-4 直肠系膜的构造与离断的开始点

在直肠系膜 1 点钟方向（右前壁），确认直肠与系膜之间的"凹陷"，用电刀切开腹膜

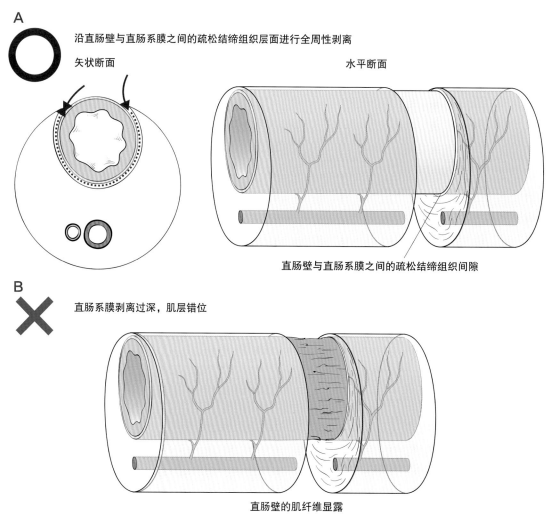

A

沿直肠壁与直肠系膜之间的疏松结缔组织层面进行全周性剥离

矢状断面

水平断面

直肠壁与直肠系膜之间的疏松结缔组织间隙

B

直肠系膜剥离过深，肌层错位

直肠壁的肌纤维显露

图 2-2-7-5　直肠系膜的离断线

度，故处理系膜至显露直肠壁肌层为止。如露出肌层，则吻合后耐受肠管内压能力差，可导致术后吻合口漏，因此原则是应确切保留包裹肌层的薄膜，处理系膜时，宁可保留少量脂肪组织。

3. 如同"削苹果皮"样将直肠系膜进行逆时针旋转

离断直肠系膜时，从直肠系膜的 1 点钟方向（右前壁）开始，向后壁继续，因腹腔镜术野与术者钳子活动范围受限，左侧壁的系膜处理存在局限。即使从 11 点钟方向（左前壁）进行系膜离断，左后壁的处理也难以获得良好的术野。因此，保持术者能量器械的方向不变，助手钳子将直肠系膜逆时针旋转，则进一步处理系膜就比较容易。该操作类似削苹果皮时右手的水果刀位置不变，左手将苹果旋转，将苹果皮全周削除。笔者称其为**"削苹果皮操作（Apple knife method）"**（图 2-2-7-6）。

手术难度很高的直肠系膜处理，只要遵循上述 3 个原则，即：**■1 从直肠系膜的 1 点钟方向（右前壁）开始离断；■2 沿肠壁与直肠系膜之间的疏松结缔组织层面全周处理直**

肠系膜；**3** 如同"削苹果皮"样将直肠系膜进行逆时针旋转，则通过技术认定考试近在咫尺。

直肠系膜处理的原则

「A」 从直肠系膜的 1 点钟方向（右前壁）开始离断。

「B」 沿肠壁与直肠系膜之间的疏松结缔组织层面全周处理直肠系膜。

「C」 如同"削苹果皮"样将直肠系膜进行逆时针旋转。

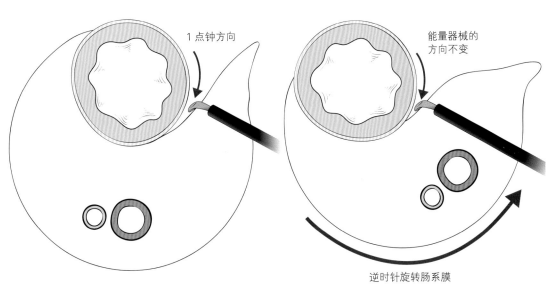

图 2-2-7-6 直肠系膜的处理顺序
如同"削苹果皮"样操作离断直肠系膜
克服钳子的活动性受限及腹腔镜术野限制，系膜离断就容易了

技术认定考试合格确认清单

□安全、适当地离断直肠系膜的诀窍（3）

□直肠系膜离断的原则（3）

第 2 部分　腹腔镜下大肠切除术（乙状结肠 / 直肠前方切除术）

第 8 章　直肠的离断与吻合

第 1 节　DST 法
（双吻合器法，double staling technique）

技术认定考试合格的通行证

基于直肠的肿瘤学特征及离断吻合器械的特点，掌握安全、顺利进行 DST 的方法。

✔ 要点

（1）腹腔镜下直线切割闭合器的离断线要垂直于直肠长轴方向。

（2）根据肠管厚度，选择钉腿高度，通过闭合离断前后的压榨，确切闭合。

（3）如难以一次性离断直肠，则不要犹豫，计划性地分两次离断。

手术技术入门

终于到了腹腔镜下乙状结肠 / 直肠前方切除术的最后场景——直肠的离断吻合操作。毫无疑问，腹腔镜下大肠切除术中，最需避免的并发症是吻合不全。直肠离断、吻合完美，则术后安心，可早期开始进食，顺利出院。因此，需要用腹腔镜下直线切割闭合器进行适当的直肠离断及管型吻合器的确切吻合。

然而，笔者的感觉是，直肠离断与吻合好不好，一半取决于此前的操作，即关键在于前面所述的 3 个操作：**1 充分剥离直肠，确保肠管的活动度；2 中枢侧血管离断及乙状结肠系膜离断时，确保吻合处有充分的动脉血流及静脉回流；3 适当处理直肠系膜，以便进行 DST**。如"剥离""离断""处理"操作分别都做好了，则接下来的直肠离断吻合就可相对容易地完成。

直肠离断与吻合前，需理解的 3 个原则是：**1 了解离断与吻合所用器械的特点；2 了解离断与吻合直肠的特点；3 根据直肠的条件，选择并使用器械的方法**。应记住，器械吻合绝非千篇一律的傻瓜式操作。

本章介绍如何根据器械特点与直肠特性进行直肠的离断与吻合，希望读者掌握基本的手术技巧及避免并发症的诀窍。

直肠离断与吻合前必须理解的 3 个原则

「A」 了解离断吻合所用器械的特点。

「B」 了解离断与吻合直肠的特点。

「C」 根据直肠的条件，选择并使用器械的方法。

要点解说

1. 腹腔镜下直线切割闭合器的离断线要垂直于直肠长轴方向

直肠离断时，重要的是：**① 离断方法；② 闭合器钉腿的选择；③ 闭合前后肠管条件的创造**。腹腔镜下直线切割闭合器闭合必须垂直直肠的长轴方向（**图 2-2-8-1**）。如斜向离断直肠，则离断线右侧端成锐角（所谓 dog ear），容易出现血运障碍。即使术中肠管颜色良好，术后 3 ~ 4 天也会因静脉回流障碍出现淤血、肠管水肿，导致吻合口漏。通常直线切割闭合器经右下腹的穿刺器插入，故直肠右侧断端容易出现锐角。

垂直直肠长轴离断直肠的技巧是：**① 决定右下腹穿刺器位置时，有意识预先考虑到直肠离断器械的插入；② 将直肠向外侧充分牵拉，展开术野（脏器侧的位置移动）；③ 如一次性离断困难，则采用 45mm 长的钉仓，有计划地分两次离断**。穿刺器插入位置及直肠术野展开在其他章节中已有介绍，在此仅简单介绍钉仓的长度。

从骨盆解剖学的观点来看，骨盆狭窄或进行直肠低位离断时，60mm 长的钉仓难以做到垂直直肠长轴。45mm 长的钉仓，在盆腔内操作更容易，可朝避免直肠断端形成 dog ear 的方向离断直肠（**图 2-2-8-2**）。有些机构在斜向离断直肠后，在腹腔镜下缝合加强 dog ear 处，但通过直肠离断可以避免这一操作，手术操作越简单越好。

垂直直肠长轴离断直肠的诀窍

「A」 决定右下腹穿刺器位置时，有意识预先考虑到直肠离断器械的插入。

「B」 将直肠向外侧充分牵拉，展开术野（脏器侧的位置移动）。

「C」 如一次性离断困难，则采用 45mm 长的钉仓，有计划地分两次离断。

---

2. 根据肠管厚度，选择钉腿高度，通过闭合离断前后的压榨，确切闭合

采用腹腔镜下直线切割闭合器离断直肠时，根据直肠的厚度与条件选择合适的钉腿高度很重要。因为肠管离断的位置、性别、年龄、BMI 及有无肠梗阻，都会影响肠管厚度与条件。

通常笔者在离断结肠时，采用 Covidien 公司的 EndoGIA 3 排钉的蓝钉仓或 Echicon Endosurgery 公司的 Echelon-flex™ 蓝钉仓。而对于直肠，因肠壁厚，采用更高钉腿的钉

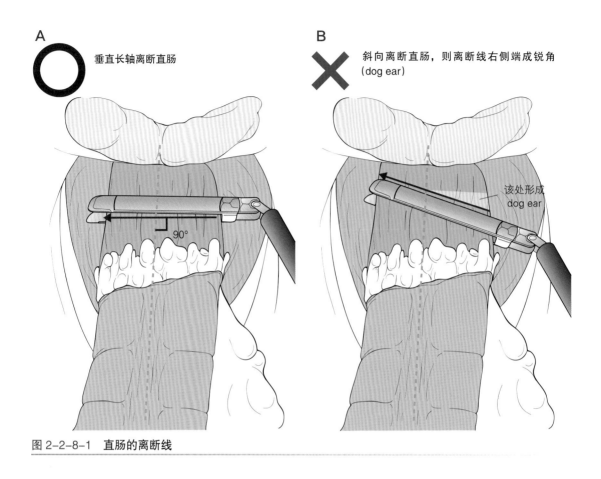

图 2-2-8-1　直肠的离断线

A　垂直长轴离断直肠

B　斜向离断直肠，则离断线右侧端成锐角（dog ear）

该处形成 dog ear

90°

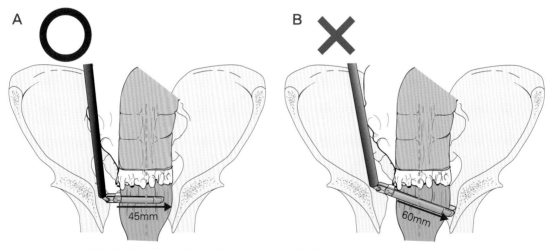

图 2-2-8-2　直线切割闭合器钉仓长度与狭窄骨盆内的可操作

A. 45mm 长的钉仓。即使骨盆狭窄，也可轻易垂直长轴离断直肠

B. 60mm 长的钉仓。骨盆狭窄或低位离断直肠时，呈斜向离断

仓，如为 Covidien 公司的 EndoGIA 3 排钉，则采用紫色钉仓，如为 Echicon Endosurgery 公司的 Echelon–flex™，则采用金钉仓。

　　另外，为了达到确切闭合，肠管离断前后的压榨很有作用。也就是说，用直线切割闭

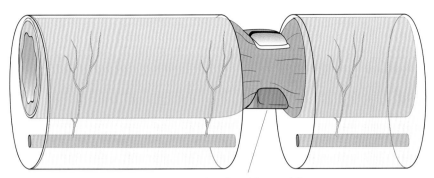

直线切割闭合器使组织厚度均一

图 2-2-8-3　直肠离断时的预压榨

直线切割闭合器夹闭肠管后，在激发前，对肠管进行一定时间的压榨，使组织厚度均一

合器夹闭肠管后，在激发前对肠管进行一定时间的"预压榨"（**图 2-2-8-3**），通过这一操作，使肠管厚度均一，钉仓与肠管适应，故笔者在激发前进行 15 秒的"预压榨"。如肠管厚，组织硬，有时会延长"预压榨"时间，而如肠管较薄，则缩短压榨时间。

除预压榨外，闭合器徐徐激发后，同样进行约 15 秒的"后压榨"，以便确切地 B 形成钉及断端止血。尽管如此，肠管由不同的组织结构组成，不同病例的肠管体积不同，专业外科医生应该选择合适的闭合器，并使闭合器与肠管相适应。实际上，习惯以后，使用闭合器的术者右手在闭合钉贯穿肠管全层时，是否确切 B 形成钉是可以感知的。

采用管型吻合器，也应像使用直线切割闭合器一样，使肠管与吻合器相适应，避免肠管组织碎裂，徐徐旋紧吻合器，并进行"预压榨"与"后压榨"。即使直肠壁稍厚，通过缓慢地压榨，也可顺利进行确切的吻合。

综上所述，安全、确切地进行直肠离断与吻合的原则是：**❶ 根据肠管厚度选择钉腿高度；❷ 通过"预压榨"，使肠管厚度均一；❸ "后压榨"以达到闭合钉确切 B 形成钉与断端止血的目的。**

安全、确切地进行直肠离断与吻合的原则

「A」　根据肠管厚度选择钉腿高度。

「B」　通过"预压榨"，使肠管厚度均一。

「C」　"后压榨"以达到闭合钉确切 B 形成钉与断端止血的目的。

---

3. 如难以一次性离断直肠，则不要犹豫，计划性地分两次离断

腹腔镜下直线切割闭合器分几次离断直肠，争议很多。分为"一次性离断派"与"多次离断允许派"。是一次性离断好，还是分多次离断好？我们尝试整理直肠离断时最重要的要点，得出如下结论：**❶ 垂直直肠长轴离断，避免断端形成 dog ear；❷ 确切钉合**

直肠全层。一次性离断的优点是，没有闭合线的重合；缺点是肠管管径太大或肠壁太厚时，无法一次性离断，导致肠管断端存在闭合线重合。

另外，对于狭窄骨盆，60mm 的钉仓无法垂直直肠长轴方向，斜向离断会产生 dog ear。而采用 45mm 的钉仓进行"有计划性二次离断"（图 2-2-8-4A）的优点是：**1 比 60mm 钉仓短，即使在狭窄骨盆内，亦有较好的操作性；2 容易垂直直肠长轴，不易形成 dog ear；3 如闭合钉重合处位于肠管中央，则管型吻合器可确切将该处打掉**（图 2-2-8-4B、C）。笔者的做法是，如果使用 60mm 钉仓的直线切割闭合器可一次性离断直肠，且离断方向没有问题，则采用一次性离断法，如一次性离断可能不充分，则毫不犹豫地采用计划性二次离断法。重要的不是一次性离断直肠，而是离断的方向与闭合的确切。过于苛求一次性离断，则在处理系膜时，可能剥离过度，导致肌层纤维外露，而肌层变形可导致肠管抗内压能力下降，容易导致术后吻合口漏。

那么是不是分 3 次、4 次离断，也是安全的呢？笔者认为，只要离断方向与闭合确切就没有问题。然而，分 3 次以上离断直肠，闭合钉重合处必定有两处以上，应避免与管型吻合器的闭合线重合。当然，通常分 3 次以上离断的病例，可能是由于离断线偏斜或呈锯齿状，如果是这样，则已经违背了上述离断与吻合的基本原则，必须避免。

技术认定考试合格确认清单

□直肠离断、吻合时必须理解的原则（3）

□直肠离断时的要点（3）

□垂直直肠长轴进行离断的诀窍（3）

□安全、确切地进行直肠离断与吻合的原则（3）

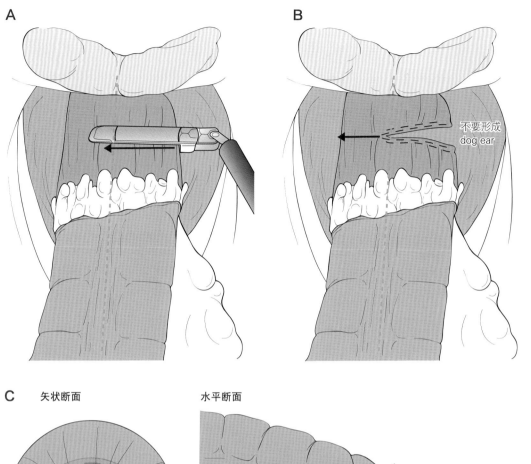

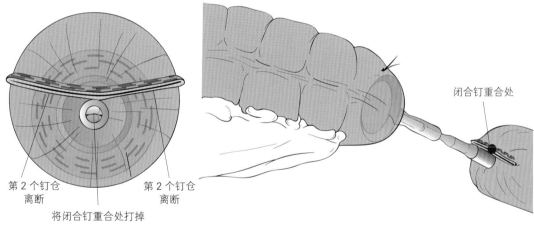

图 2-2-8-4 有计划地分两次离断直肠

A. 第 1 个钉仓切割肠管的 2/3，第 2 个钉仓离断肠管，使闭合钉重合处位于肠管中央
B. 第 2 个钉仓完全离断直肠
C. 管型吻合器将闭合钉重合处确切打掉

第 2 部分　腹腔镜下大肠切除术（乙状结肠／直肠前方切除术）

第 8 章　直肠的离断与吻合

第 2 节　翻转法（prolapsing 法）

> **技术认定考试合格的通行证**
>
> **如难以经腹腔离断直肠，翻转法是一种备选方法，要掌握其适应证与手术技巧。**

✔ 要点

(1) 经腹腔充分剥离直肠：前方剥离至 Denonvilliers 筋膜的终点；后方剥离至离断裂孔韧带（hiatal ligament）处。

(2) 避免肠黏膜损伤的直肠翻转方法："双 Allis 钳牵引法"及困难病例的"内镜牵拉法"。

(3) 考虑到吻合的直肠离断法：边离断，边缝合远侧直肠断端并牵引。

手术技术入门

在腹腔镜下直肠前方切除术（Dixon）中，直肠离断、吻合首选前述的 DST 法（双吻合器法）。然后，对于超低位肿瘤或骨盆狭窄的病例，难以用直线切割闭合器在腹腔内进行直肠离断，有时无法行 DST 法吻合。在这种情况下，如掌握"翻转法"和"经肛法"两种备选的直肠离断与吻合方法，对临床实践会有很大帮助。笔者的做法是，对于无法行 DST 吻合的病例，从手术技术的简便性考虑，首选"翻转法"，如无法行"翻转法"，即巨大肿瘤或肿瘤近齿状线，则选择"经肛法"。"翻转法"是一种安全、确切的直肠离断与吻合方法，在此介绍其适应证及直肠翻转的方法、翻转后直肠的离断与吻合手术技巧。

要点解说

1. 经腹腔充分剥离直肠：前方剥离至 Denonvilliers 筋膜的终点；后方剥离至离断裂孔韧带（hiatal ligament）处

为了进行直肠翻转，必须经腹腔充分剥离直肠。其剥离范围在后方为离断裂孔韧带处，在前方为 Denonvilliers 筋膜的尾侧终点。对于肿瘤下缘累及肛管的超低位直肠癌，后方应进一步在直肠与耻骨直肠肌之间向下剥离，根据病灶情况，有时必须剥离至内外括约肌间沟为止（图 2-2-8-5）。因此，采用"翻转法"行腹腔内直肠剥离的原则是：**1** 前方至 Denonvilliers 筋膜的终点；**2** 后方至离断裂孔韧带处；**3** 如肿瘤位置更低，则继续向下沿直肠与耻骨直肠肌之间剥离。

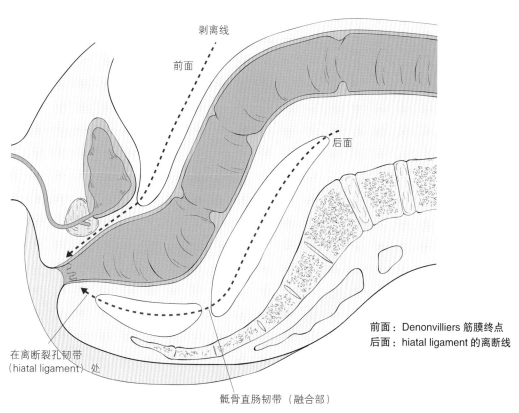

前面：Denonvilliers 筋膜终点
后面：hiatal ligament 的离断线

剥离线
前面
后面
在离断裂孔韧带
（hiatal ligament）处
骶骨直肠韧带（融合部）

图 2-2-8-5 "翻转法"的直肠剥离范围

采用"翻转法"行腹腔内直肠剥离的原则

「A」 前方至 Denonvilliers 筋膜的终点。

「B」 后方至离断裂孔韧带处。

「C」 如肿瘤位置更低，则继续向下沿直肠与耻骨直肠肌之间剥离。

---

2. 避免肠黏膜损伤的直肠翻转方法："双 Allis 钳牵引法"及困难病例的"内镜牵拉法"

经腹腔充分剥离直肠后，为了进行翻转操作，改为膝高截石位。翻转直肠时，必须避免损伤直肠黏膜与肿瘤部位。笔者通常的做法是，经肛门用两把 Allis 钳沿直肠的长轴方向抓持直肠壁，向肛门外缓慢牵拉。Allis 钳的抓持位置交替向近侧移动，缓慢翻转直肠，如直肠全周翻转后，就可比较顺利地将直肠拉出来。

肥胖患者直肠系膜肥厚或近侧肠管过长，可使用内镜进行翻转。即在腹腔镜下，于肠管断端的中央大幅贯穿缝合一针，经肛插入肠镜，自肠镜钳道插入活检钳，夹住缝线，与肠镜一道往外拉，就可安全将直肠翻转（图 2-2-8-6）。直肠翻转方法的原则是：**1改为膝高截石位；2双 Allis 钳牵拉法；3困难病例采用内镜牵拉法。**

直肠翻转方法的原则

「A」 改为膝高截石位。

「B」 双 Allis 钳牵拉法。

「C」 困难病例采用内镜牵拉法。

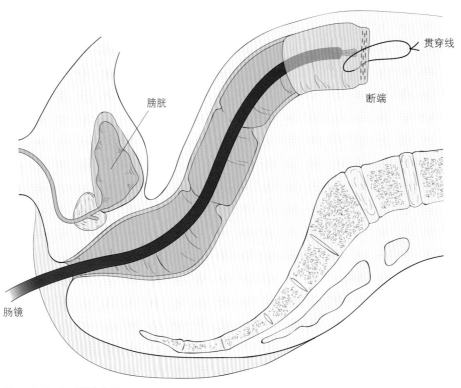

膀胱

贯穿线

断端

肠镜

图 2-2-8-6 翻转方法

采用肠镜的翻转方法

3. 考虑到吻合的直肠离断法：边离断，边缝合远侧直肠断端并牵引

　　直肠翻转法的优点之一是，可直接确认肿瘤，确保远侧安全切缘。决定离断线后，如可使用直线切割闭合器进行离断，则选择 DST 法。如难以行直线切割闭合器离断，则在直视下用电刀进行离断。此时，如一次性离断直肠，则直肠的肛侧断端会缩回盆腔，难以进行吻合。因此，采用分次离断直肠的方法，每离断一部分，就用缝线缝合肛侧断端，将缝线悬吊牵拉，后面的吻合就比较容易（图 2-2-8-7）。总之，应尽量向术者面前牵拉。

　　采用翻转法行直肠离断、吻合的要点是：**1用 Lone star 拉钩充分展开肛门部的术野；2如可行直线切割闭合器离断，则采用 DST 法；3如采用电刀离断，则分次离断直肠，肛侧断端用缝线牵拉。**

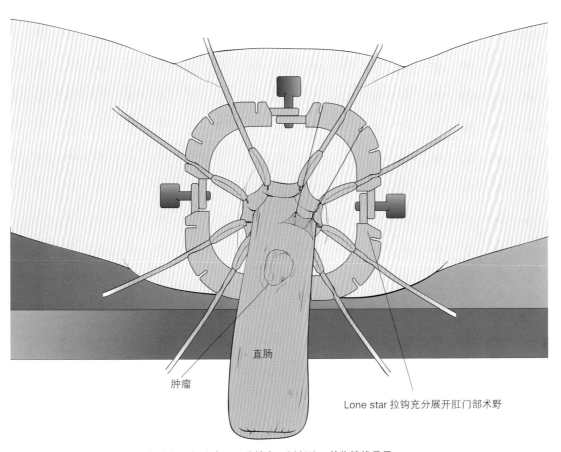

肿瘤

直肠

Lone star 拉钩充分展开肛门部术野

每离断一部分直肠，就缝合肛侧断端，并将缝线悬吊
在 Lone star 拉钩上

图 2-2-8-7　采用"翻转法"行直肠离断与吻合

采用翻转法行直肠离断、吻合的要点

「A」　用 Lone star 拉钩充分展开肛门部的术野。

「B」　如可行直线切割闭合器离断，则采用 DST 法。

「C」　如采用电刀离断，则分次离断直肠，肛侧断端用缝线牵拉。

技术认定考试合格确认清单

□采用"翻转法"行腹腔内直肠剥离的原则（3）

□直肠翻转方法的原则（3）

□采用翻转法行直肠离断、吻合的要点（3）

第二篇　实践篇

第 2 部分　腹腔镜下大肠切除术（乙状结肠 / 直肠前方切除术）

第 8 章　直肠的离断与吻合

第 3 节　经肛法

> 技术认定考试合格的通行证
>
> **如难以经腹腔离断直肠，经肛法是一种备选方法，要掌握其适应证与手术技巧。**

✔ 要点

（1）采用膝高截石位，两侧臀部展开，用 Lone star 拉钩展开肛门部的术野。

（2）离断直肠前，先剥离黏膜下层，并将黏膜缝合闭锁。

（3）经肛法离断直肠的顺序是后壁→侧壁→前壁。

手术技术入门

直肠离断与吻合法中，前面介绍了翻转法（prolapsing 法），本章介绍经肛法。如无法采用 DST 法和翻转法，则经肛法是最后的手段。换而言之，如能进行经肛法，则对于任何直肠癌都有可能进行直肠肛侧的离断。实际上，在肿瘤下缘累及肛管或 ISR（括约肌间切除）等手术时，这种直肠离断方法用于极限保肛手术。

该手术最大的问题在于，直肠离断后可能导致盆腔内癌细胞播散。本章将介绍采用"经肛法"安全、确切地进行手术并防止癌细胞播散的技巧。

要点解说

1. 采用膝高截石位，两侧臀部展开，用 Lone star 拉钩展开肛门部的术野

一般来说，决定手术难度的其中一个原因是体位、皮肤切开及术野展开。该手术中，为了顺利进行经肛操作，应将膝低截石位改为膝高截石位，抬高手术台以便于进行会阴操作，保证充分的照明。要绝对避免在昏暗的小洞里进行手术。对于肛门的术野展开，笔者的做法是首先用双手手指充分扩肛，用 Lone star 拉钩将术野展开。如臀部皮肤或皮下脂肪下垂影响术野，则用胶布将皮肤向外侧展开也是很重要的措施（图 2-2-8-8）。安全手术的前提是有良好的术野，为此，需将术野向术者面前拉近。经肛法获得良好术野的原则

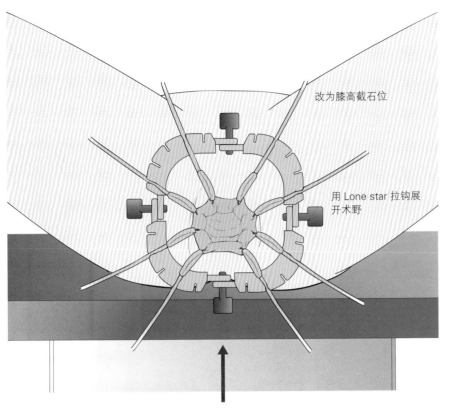

改为膝高截石位

用 Lone star 拉钩展
开术野

抬高手术台，以适合会阴操作

图 2-2-8-8　肛门部术野展开的技巧

是：**1** 膝高截石位及抬高手术台；**2** 用 **Lone star** 拉钩展开肛门部的术野；**3** 用胶布
将左右臀部向外侧展开。

> ### 经肛法获得良好术野的原则
>
> 「A」　膝高截石位及抬高手术台。
>
> 「B」　用 Lone star 拉钩展开肛门部的术野。
>
> 「C」　用胶布将左右臀部向外侧展开。

2. 离断直肠前，先剥离黏膜下层，并将黏膜缝合闭锁

　　除已行内镜下黏膜切除的病例以外，如直肠内仍存在癌灶，则经肛直肠离断法因直
肠内腔与盆腔相通，存在癌细胞播散及肠道细菌播散的可能。为了避免盆腔内癌细胞及细
菌播散，笔者首先在直肠离断线上方 1~2cm 处，行直肠黏膜全周性切开，将前后壁的黏
膜缝合闭锁，以避免直肠腔内的癌细胞或细菌漏入盆腔（**图 2-2-8-9**）。癌细胞播散至
盆腔会导致局部复发，务必要避免。

第二篇　实践篇

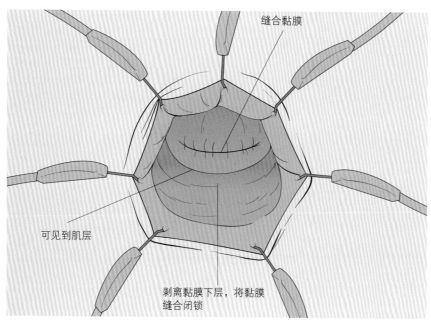

缝合黏膜

可见到肌层

剥离黏膜下层，将黏膜
缝合闭锁

图 2-2-8-9　防止癌细胞播散的方法

3. 经肛法离断直肠的顺序是后壁→侧壁→前壁

　　经肛操作中，最难获得术野的解剖学部位是前壁。因此，最好先离断术野良好的后壁，再离断左右侧壁，最后离断前壁。笔者的做法是，经肛操作，按后壁→侧壁的顺序离断，如前壁离断困难，在腹腔镜下经腹腔离断前壁。经肛门术野与腹腔镜术野兼具，手术操作会更顺利，腹腔镜手术良好的可见度与放大效果可得到充分发挥。

技术认定考试合格确认清单
□经肛法良好术野展开的原则

第 2 部分　腹腔镜下大肠切除术（乙状结肠 / 直肠前方切除术）

第8章　直肠的离断与吻合

第 4 节　功能性端端吻合
（functional end to end，FEE）

> 技术认定考试合格的通行证
>
> **掌握作为肠管离断与吻合方法的功能性端端吻合（FEE）的原理及其安全、确切的操作技巧。**

✔ 要点

（1）根据肠管状态，使用器械（钉腿高度、压榨时间）。

（2）肠系膜对侧的共同开口，垂直长轴闭合离断，前后闭合线错开 1cm。

（3）FEE 后的追加处理（缝合肠管之间的"裆部"、闭合线的肠脂垂覆盖）。

手术技术入门

技术认定考试中，考核的对象是适合 DST 吻合的病例，但除此以外，位于盲肠与乙状结肠中部之间的结肠癌，需通过辅助切口，进行功能性端端吻合（FEE）。行 FEE 的病例，基本上与 DST 一样，根据肠管状态选择闭合器等器械非常重要。详细内容见下一章（科学进行器械吻合），在此介绍最一般的、直线切割闭合器四步法 FEE 的理论与手术流程。

要点解说

1. 根据肠管状态，使用器械（钉腿高度、压榨时间）

FEE 一般采用直线切割闭合器，分 4 步完成：肠管口侧的离断、肠管肛侧的离断、内腔开口、闭合器插入孔的闭锁（**图 2-2-8-10**、**图 2-2-8-11**）。无论采用什么品牌的直线切割闭合器，根据肠管厚度选择钉腿高度、肠管离断前后的压榨处理（预压榨、后压榨）都是一样的。肥胖患者由于肠管内脂肪多，需有充分的预压榨与后压榨时间（长于通常的 15~20 秒）。另外，伴肠梗阻的病例，屡屡可因水肿明显，导致肠管开裂，钉腿宜高，压榨时间宜短。

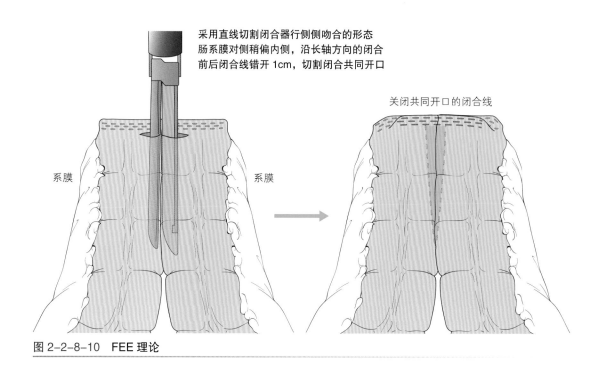

采用直线切割闭合器行侧侧吻合的形态
肠系膜对侧稍偏内侧，沿长轴方向的闭合
前后闭合线错开 1cm，切割闭合共同开口

关闭共同开口的闭合线

系膜　　　　　　　　系膜

图 2-2-8-10　FEE 理论

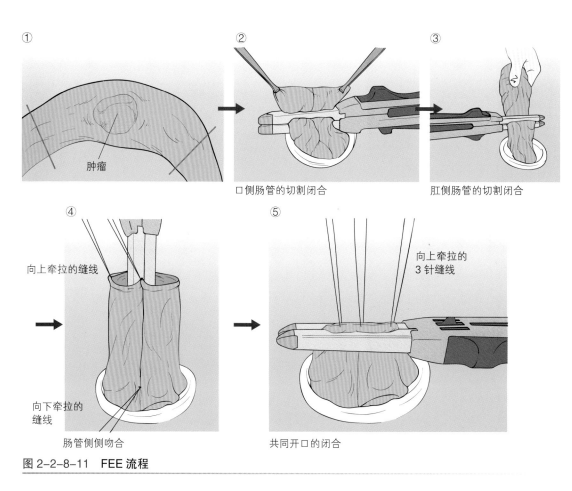

① 肿瘤

② 口侧肠管的切割闭合

③ 肛侧肠管的切割闭合

④ 向上牵拉的缝线　向下牵拉的缝线　肠管侧侧吻合

⑤ 向上牵拉的 3 针缝线　共同开口的闭合

图 2-2-8-11　FEE 流程

2. 肠系膜对侧的共同开口，垂直长轴闭合离断，前后闭合线错开1cm

考虑到血流问题，肠管开口应在肠系膜对侧沿长轴方向。实际上，应设定在肠系膜对侧稍内侧开口处，避免肠管扭转。开口的前后壁两条闭合线，由于结缔组织显露，如靠在一起，则存在前后闭合线粘连，导致内腔闭锁的危险。因此，应使前后闭合线错开0.5~1.0cm，闭合共同开口（**图2-2-8-10**）。此处重要的是，闭合线的设定，必须避免3条闭合线重合，并使肠管的扭转保持在最小限度。FEE术中设定闭合线的原则是：**1** **在肠系膜对侧开口；2 关闭共同开口时，使前后闭合线错开1cm；3 避免3条闭合线重合。**

FEE术中设定闭合线的原则

「A」　在肠系膜对侧开口。

「B」　关闭共同开口时，使前后闭合线错开1cm。

「C」　避免3条闭合线重合。

---

3. FEE后的追加处理（缝合肠管之间"裆部"、闭合线的肠脂垂覆盖）

为了避免术后并发症，FEE完成后，对3处的追加处理是有效的手段。

第1处是对吻合肠管之间的"裆部"进行加强缝合。在吻合口经受肠腔内压力时，"裆部"就会朝撕开的方向伸展，加强缝合3针就可放心。

第2处是利用肠脂垂覆盖最后关闭共同开口的肠管闭合线。该闭合线处肠管断端结缔组织显露，与腹腔内其他脏器发生粘连的可能性大，可能导致术后肠梗阻。肠脂垂不会与未受损的腹膜粘连，因此可称为人体内天然的断端防粘连药。

第3处是缝合关闭肠系膜间隙（**图2-2-8-12**）。D3淋巴结清扫等手术中，肠系膜间隙大，可能不至于发生大的问题，但在D2淋巴结清扫等手术中，肠系膜间隙较小，为了防止术后发生内疝，最好还是加以缝合关闭。如能经辅助切口缝合也不错，但如术野不良，则在腹腔镜下进行缝合操作，可获得良好的术野。

FEE后追加处理的原则：**1 缝合加强吻合肠管之间的"裆部"；2 用肠脂垂覆盖露出腹腔的闭合线；3 如有必要，关闭肠系膜间隙。**

FEE后追加处理的原则

「A」　缝合加强吻合肠管之间的"裆部"。

「B」　用肠脂垂覆盖露出腹腔的闭合线。

「C」　如有必要，关闭肠系膜间隙。

第二篇　实践篇

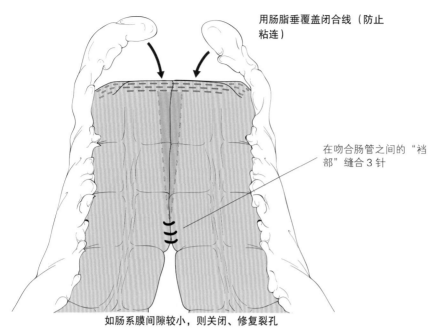

用肠脂垂覆盖闭合线（防止粘连）

在吻合肠管之间的"裆部"缝合3针

如肠系膜间隙较小，则关闭、修复裂孔

图 2-2-8-12　FEE 后的追加处置

技术认定考试合格确认清单

□ FEE 术中设定闭合线的原则（3）

□ FEE 术后避免并发症的追加处理（3）

□ FEE 后追加处理原则（3）

第 2 部分 腹腔镜下大肠切除术（乙状结肠 / 直肠前方切除术）

第 9 章 科学进行器械吻合

器械吻合是器械与肌体的调和

> **技术认定考试合格的通行证**
>
> **器械吻合是基于器械特点与肠管生理的器械与肌体的调和。**

✔ **要点**

（1）根据肠管厚度与组织条件选择钉腿高度。

（2）闭合前后的肠管处理（预压榨与后压榨）。

（3）使吻合口可耐受肠管内压力（3 排钉闭合器、浆肌层加强等）。

手术技术入门

近年来，消化道手术越来越多地采用器械吻合。器械吻合技术的基本要求是**"根据肠管组织的状况正确选择、使用吻合器械"**。笔者认为，在吻合口的创伤愈合过程中，最重要的愈合促进因素是：**1 血流（blood circulation），2 结合力（adaptation）**。影响愈合的不利因素是：**1 肠管内压力，2 物理张力**。

"血流"与"结合力"成反比，如何取得平衡，绝非千篇一律，关键在于根据肌体状态选择并使用吻合器械。安全、正确进行器械吻合，必须了解吻合器械的特性，同时也必须熟悉肌体（肠管）的生理。与手工吻合相比，人们往往认为器械吻合谁做都一样，但实际上，为了进行安全、正确的器械吻合，必须根据肠管厚度及某些特殊状况，因人而异地选择并使用吻合器械。

外科医生无疑都会努力避免手术并发症的发生。腹腔镜手术有利于早期下床、早期出院，但吻合口漏等吻合问题，有违微创手术的理念，务必避免。那么，发生吻合口漏的原因是什么呢？不了解发生的原因就无法预防。笔者认为发生吻合口漏的两大原因是：**1 吻合口血运障碍；2 闭合不全**。为了避免血运障碍，保证动脉血流无疑很重要，也必须充分确保静脉回流。易发生吻合口血运障碍的情况有：**1 过度处理吻合口附近的肠系膜；2 闭合钉钉腿过矮，肠管闭合过紧；3 闭合线加强缝合时，缝线收得过紧，浆肌层缝合时，闭合线牵拉过紧，内翻过度**。闭合不全的原因是，存在肠管全层均一 B 形成钉不良之处。容易出现闭合不全的是：**1 闭合肠管处有神经纤维、钙化甚至闭合夹等质硬组织或物**

体；**2**钉腿高度与肠管厚度不匹配（过高或过低）；**3**闭合线的重合处，存在 3 处以上交叉。

本章回顾器械吻合的原理及吻合口漏的机制，围绕安全进行器械吻合、杜绝并发症发生的手术技巧进行科学分析。

容易发生吻合口血运障碍的情况

「A」 过度处理吻合口处附近的肠系膜。

「B」 闭合钉钉腿过矮，肠管闭合过紧。

「C」 闭合线加强缝合时，缝线收得过紧，浆肌层缝合时，闭合线牵拉过紧，内翻过度。

容易发生闭合不全的情况

「A」 闭合肠管处有神经纤维、钙化甚至闭合夹等质硬组织或物体。

「B」 钉腿高度与肠管厚度不匹配（过高或过低）。

「C」 闭合线的重合处，存在 3 处以上交叉。

要点解说

1. 根据肠管厚度与组织条件选择钉腿高度

器械吻合的要点是，在保持吻合口血液循环的同时，进行具有一定结合力的确切的全层闭合。动脉血管壁厚，压力高，血液易于流入，而静脉血管壁薄，容易受压出现血液循环障碍。因此，选择钉腿高度的要求是，吻合口肠管应保留适度的血液循环，同时又要具有一定结合力，且不至于出现术后出血。

那么大肠肠管的厚度是不是一定的呢？根据我们对切除标本的病理组织学分析，肠管全层的厚度因部位、性别、年龄的不同而不同（**图2-2-9-1**）。通常，按照回肠→回肠末端→结肠→直肠的顺序，依次增厚。男性较女性肠壁厚，尤其是直肠壁更厚。高龄老人肠壁会稍变薄。

另外，大肠癌容易出现肠梗阻，尤其是直肠、乙状结肠等左侧大肠癌，屡屡可见肠管扩张，肠壁呈水肿改变。这类患者，组织学上肠壁呈均一性水肿，可见轻度的炎症细胞浸润，有时也可见纤维化。穿孔性大肠癌或绞窄性肠梗阻的肠壁同样水肿明显，但炎症细胞浸润明显，呈急性炎症反应。同样，肥胖患者肠壁增厚，为浆膜下的脂肪组织增厚。笼统的肠壁增厚，其实存在各种肌体组织状态，根据组织的条件，选择合适的钉腿高度极为重要。笔者的做法是，对于肥胖患者，采用通常的钉腿高度，延长预压榨与后压榨时间，而对于肠梗阻病例，则选择更高的钉腿高度，并缓缓闭合压榨。

2. 闭合前后的肠管处理（预压榨与后压榨）

同一钉仓的钉腿高度是一致的，因此必须使肠管侧的厚度均一。为了保护肠管组织，并使其厚度均一，在离断前，肠管的压榨处理（预压榨）是有效手段（**图2-2-9-2**）。压榨时间通常为10~15秒，但应根据肠管厚度与水肿情况加以调整。离断后，为了避免"断端止血"及"更加确切的闭合"，进行肠管压榨处理（后压榨），压榨时间与预压榨时间相同，但也要根据肠管厚度与水肿情况进行调整。据报道，根据肠管压榨实验，压榨时间为15秒左右，但直肠，尤其是低位直肠肠壁厚，感觉有时需要延长压榨时间，而结肠或回肠，即使缩短压榨时间，也可感觉到肠管已充分达到均一化。

对于肥胖患者，器械吻合时，为了压榨浆膜下增厚的脂肪，需追加压榨时间。肠梗阻等肠管水肿的病例，也需要压榨时间，但压榨程度必须缓慢推进。

3. 使吻合口可耐受肠管内压力（3排钉闭合器、浆肌层加强等）

如采用可保留组织内血液微循环的钉腿高度，则从创面愈合的角度来说，结合力更好的3排钉较2排钉更合适。吻合口无论进行怎样的预处理，从术后早期开始，随着肠蠕动的恢复，肠管内压力都会增加。腹腔镜手术后蠕动恢复快，尤其是术后早期，吻合口压力大。如术前存在肠梗阻，则肠管内残留有内容物，随着肠管内容物的下移，吻合口要承受很大的压力。因此，采用结合面积较大的3排钉钉仓，吻合可能更加安全。至于闭合后的浆肌层缝合（Lembert缝合）加强，一般认为没有必要。但十二指肠残端或结肠直肠侧端（side to end）吻合的断端为盲端，可能吻合口需承受很大压力，则行浆肌层缝合加强。此时，不应使3排钉的闭合部位过于内翻，切记浆肌层缝合的缝线跨度宜大。

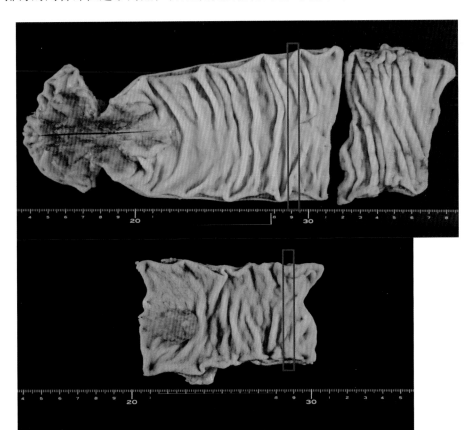

A

直肠
（伴肠梗阻状态）

直肠
（通常状态）

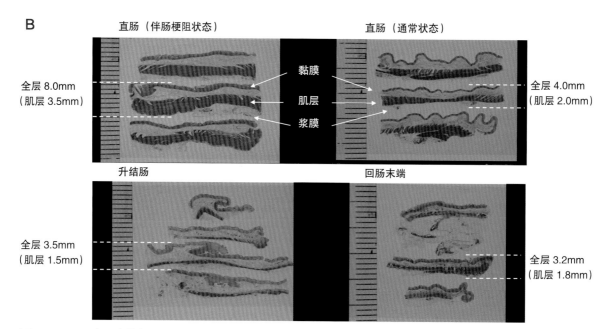

图 2-2-9-1 大肠大体与显微所见

A. 大体
B. 显微（放大镜）

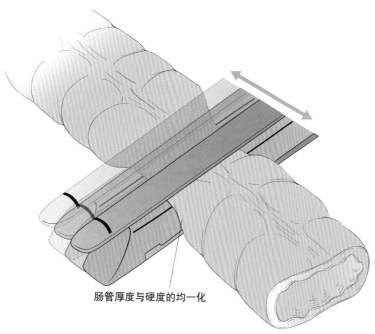

图 2-2-9-2 肠管厚度与硬度的均一化

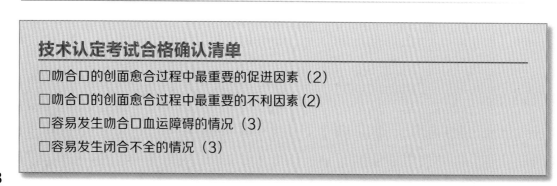

技术认定考试合格确认清单

☐吻合口的创面愈合过程中最重要的促进因素（2）

☐吻合口的创面愈合过程中最重要的不利因素（2）

☐容易发生吻合口血运障碍的情况（3）

☐容易发生闭合不全的情况（3）